真健康

HEALTH

95歲長壽大師的不老秘訣

只要會動、會吃、會管、會鬆、會笑，
你也可以不生病，青春永不老！

梅可望 著

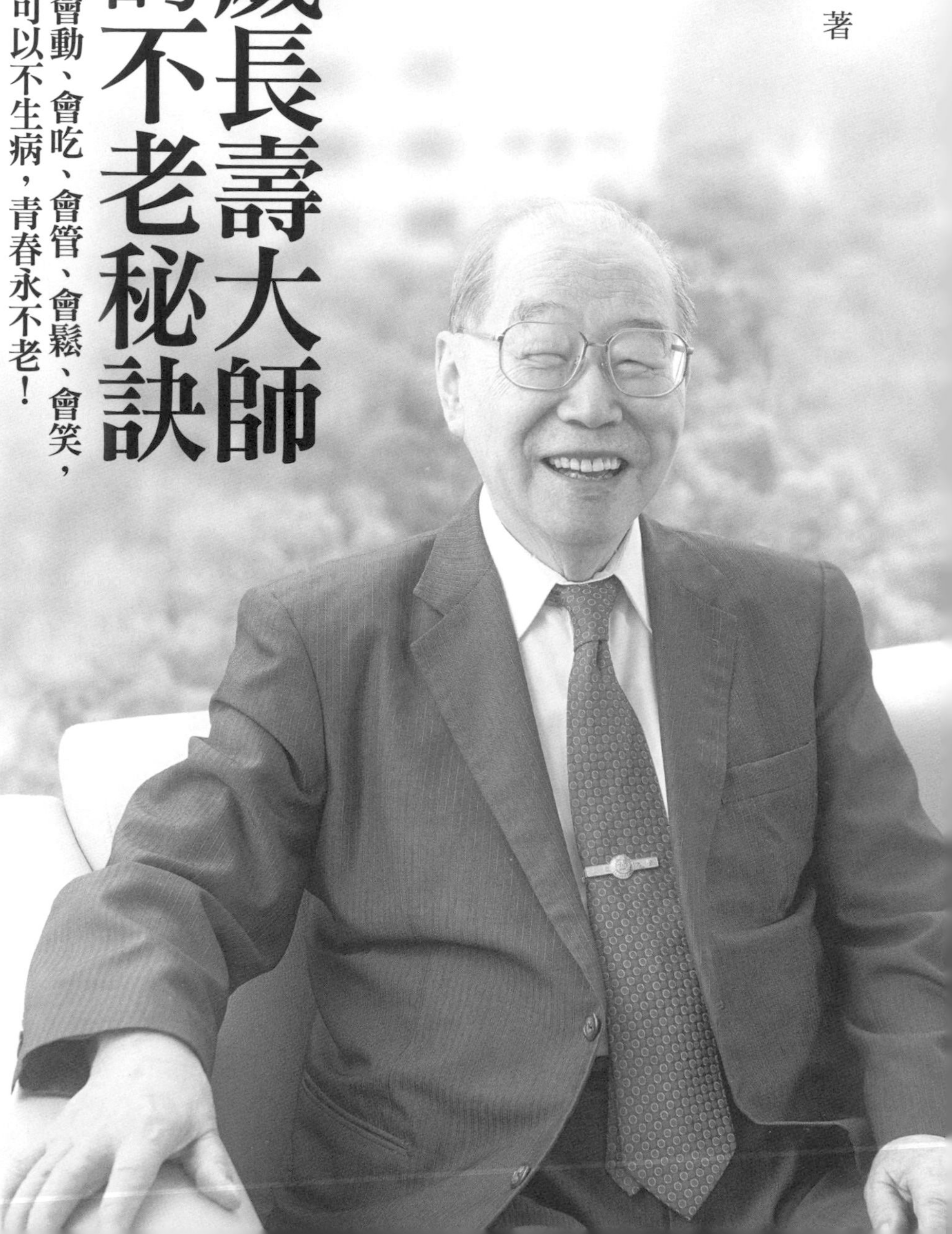

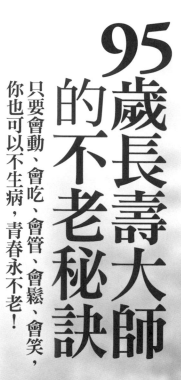

前言：跟我一起健康不老

近幾年來，我經常受邀到各處演講，通常主持人介紹我的開場白，十個有九個都是：「請大家猜猜看，今天的演講貴賓今年幾歲？」然後台下就開始交頭接耳，有人猜六十幾歲、七十幾歲，當我公布自己的真實年齡時，台下立刻響起了如雷的掌聲，為我的高齡喝采。

此外，人們最常問我的一個問題是：「梅校長，你是怎麼保持健康的？是否有維持不老的秘訣？」

我今年已經九十五歲了，說真的，到今天為止，「老」字仍然沒有真正進入到我的人生字典裡，我每天都覺得很有活力、很快樂，期待新的一天到來。

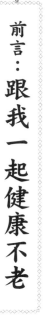

走過近百歲的人生，我認為人生最重要的事情就是健康，健康是人生的基石，沒有健康，遑論其他。

我很幸運地，到了九十五歲，身體還是相當健康，能吃、能動、能玩、能思考、能工作，生活作息正常運作，這真是要感謝上天的厚愛！

幾十年來，我一直把健康放在生活第一位，我認為，人要過得快樂，最基本的就是維持身心健康，否則，無論你在工作上有多麼高的成就，擁有多麼崇高的社會地位，人生也不會幸福美滿。

我可以活到如此高齡，或許有一部分是長壽的基因所致，但更重要的是，我在飲食、運動方面，以及生活規律上的自我要求很高，努力將自己的身心維持在最佳狀態。

年輕的時候，因為身體狀況還可以，我並不覺得健康特別重要，但是等到中年之後，大約四十歲的時候，我感覺到有很多在二、三十歲能做的事，做起來就很吃力了！比如說做一些比較激烈的運動。我在年輕的時候非常喜歡運動，等到四十歲以後，運動量就減少了很多，也開始意識到：「不重視健康不行了！」

遺傳、先天條件或許會左右一個人後天的健康，但根據世界衛生組織的調查，一個人的生活方式才是影響健康的最大關鍵。

我太太呂素琳女士，今年九十歲，她的身體可說比我還要健康，病痛也比我少。我們兩個人的健保卡除了年度健康檢查外，平常幾乎用不到。這是因為她和我一樣，都有良好的生活習慣，平日都過著規律的生活。

一個人之所以會生病，與生活習慣息息相關。因此，養成良好的生活習慣十分重要。

國民黨的黨國元老張群先生活到一百零三歲的高壽，他寫過一首〈不老歌〉：「日行三千步，夜眠七小時；飲食不逾量，作息要均衡，口頭無怨言。起得早，睡得好，七分飽；常跑跑，多笑笑，莫煩惱。天天忙，永不老！」這首歌和我的健康理念很像，人人也都做得到。

我在八十歲時也作了一首勉勵親友的詩：

高齡不老是神仙，知足心寬享大年。
健康十訣須掌握，搞好四老樂無邊！

「健康十訣」指的是：立如松、坐如鐘、行如風、臥如弓；營養豐、運動充、精神蓬、情緒鬆；菸酒空、大便通。「四老」指的是：老伴、老友、老身、老本。

我很高興自己到現在九十五歲了，依舊能夠實踐「健康十訣」的原則，及擁有「四老」，相信大家只要培養正確的生活習慣和生活態度，一定可以讓身體更健康。

目錄

第一章

掌握健康十訣，人不老、心不老

第二章

不老的秘訣：會動

第三章

不老的秘訣：會吃

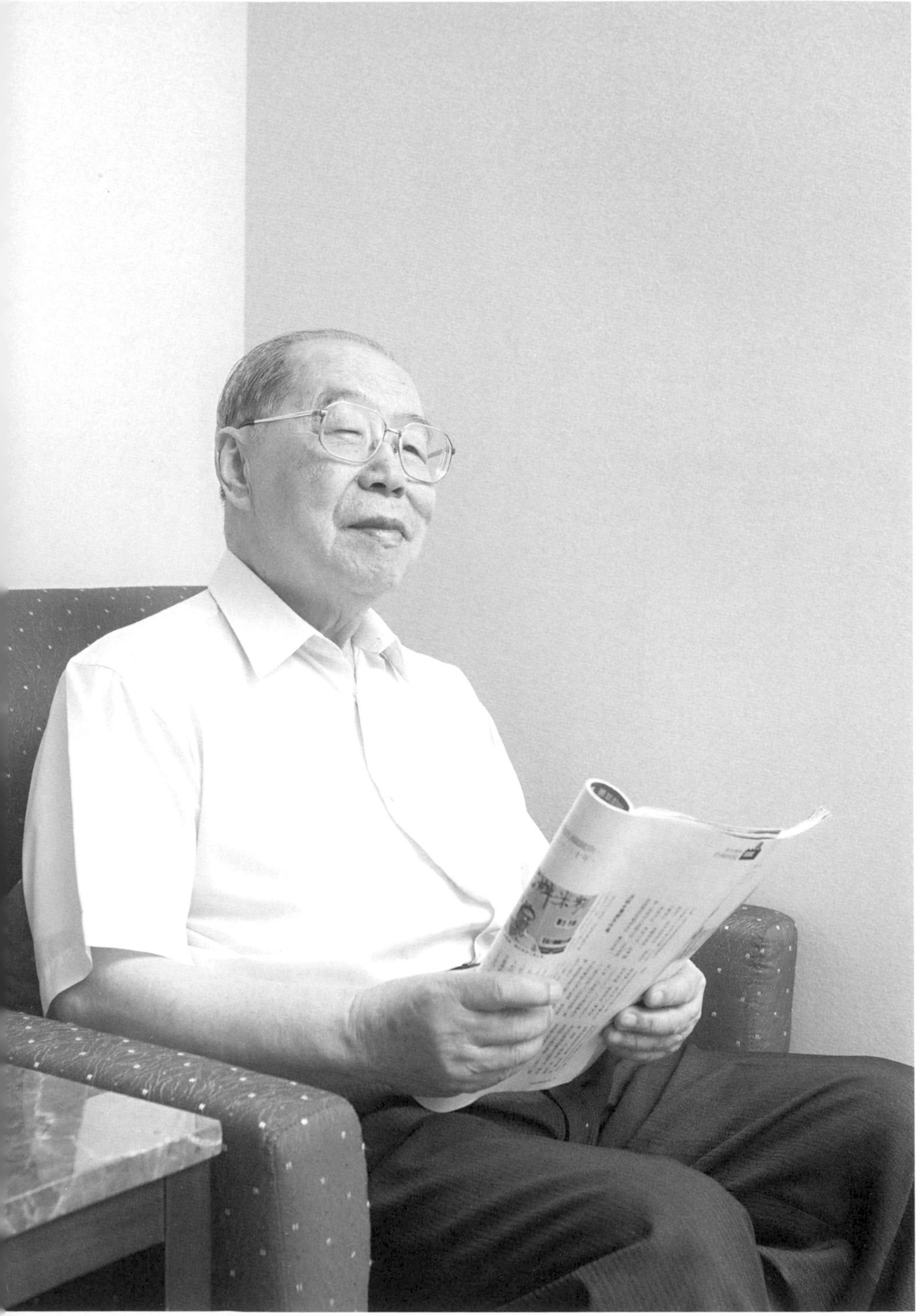

第一章

掌握健康十訣，人不老、心不老

我在九十四歲的時候，和朋友去大陸黃山旅遊，山腳下有一群排班抬轎的轎夫，等著載客上山。同行的一位朋友因為平日欠缺運動，打算花錢坐轎子，沒想到由於體重太重，竟然沒有轎夫願意載他；而我因為有長期運動的習慣，保持不錯的體力水準，最後爬上了好漢坡，令在場的年輕人嘆為觀止。

許多人常會感到好奇，我今年已九十五歲，仍然思路敏捷、聲音洪亮、健步如飛，一天照常工作八小時依然精神抖擻，是否有什麼「不老的秘訣」？事實上，我仔細思量，覺得自己並沒有異於常人之處，只是特別留意一些日常生活習慣，我將它歸納為「健康十訣」。從五十歲開始，我就下定決心力求做到這些原則，它也對我的身心健康產生了正面的影響，讓我到達不老的境界。

健康十訣

1. 立如松：站立的時候，要像棵蒼勁的松樹一樣，挺直脊椎和頸部，讓體重平均落在兩腿與腳掌上，整個身體就不會彎腰駝背，而顯得精神飽滿。而且，身體器官得以處於正常的部位，不受外來的壓力影響，才能發揮正常的功能。

2. 坐如鐘：坐姿要穩，有如一口四平八穩的大鐘一樣，端端正正，穩穩當當，身體就不會前傾或後仰，也不會出現左右歪斜的情況，一旦全身舒坦，血氣暢通，自然百病不侵。

現代人坐姿大多不端正，很容易導致身體不適，例如產生腰痠背痛或骨刺等文明病，甚至嚴重到脊椎側彎，影響發育、身高或視力。

3. 行如風：走路的時候走快一點，可以加速血液的循環，幫助內臟運動，加上步行需要消耗體力，對消化系統很有幫助。每天步行三十分鐘有益健康，每分鐘走一百步，效果更顯著。

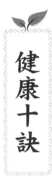

4. 臥如弓：人的一生有三分之一的時間都躺在床上，睡眠品質影響健康甚大。臥如弓即側睡，形狀像弓，它的好處是使內部的器官不會受到壓力。此外，睡覺時要盡量放鬆頸部與四肢，兩臂與兩腿應該放在自己覺得最舒服的地方，避免手壓住胸部、手臂與腿相互擠壓，因而妨礙睡眠時呼吸及血液的流通。

5. 營養豐：要維持旺盛的體力，必須靠豐富的營養，補充營養不是三餐大魚大肉，而是要注意飲食均衡、不可偏食，更不可暴飲暴食，也不要亂吃補品，或吃、喝刺激性的東西，要給腸胃適當休息的時間。

6. 運動充：人稱為動物，要「活」就要「動」。特別是一旦體內攝取了過度的熱量，就必須靠著充分的運動才能排出體外，並促進新陳代謝、活化細胞、增進體力。運動不限種類，不妨選擇適合自己的興趣及體能的運動，最重要的是要持之以恆，不可「一暴十寒」。

7. 精神蓬：隨時「提起精神來」。一個人若經常無精打采，一副懶洋洋的樣子，不但容易意志消沉，久了之後，連親友也會避而遠之。相反地，一個人若時常表現出朝氣蓬勃、樂觀開朗的樣子，笑口常開，別人也會樂於親近，讓生活更加充實愉快。

8. 情緒鬆：現代人的生活步調緊張繁忙，特別容易感受到壓力。日本的醫學專家春山茂雄教授曾寫過一本暢銷書《腦內革命》，強調當一個人發怒或感受到強大壓力時，腦內會分泌一種去甲腎上腺素的毒性物質，使血管收縮、中止血流，容易罹患血管或心臟等疾病。相反地，當情緒放鬆、感到喜悅時，就會分泌出「腦內嗎啡」（Endorphin），具有促使血液順暢、強化記憶力、讓右腦活絡等功能。所以，保持心情愉快、放鬆情緒絕對是維持健康的必要條件。

9. 菸酒空：少量的紅酒對血液循環有助益，菸則是百害而無一益，最好戒除。

10. 大便通：排便對人體健康非常重要，尤其年紀愈大，愈應該重視排便的時間和品質。要維持排泄暢通，必須多攝取蔬果等高纖維食物，加上充足的運動、正常的作息。

以上「健康十訣」，我把它當成每天提醒自己的「順口溜」，隨時注意，持之以恆地進行。

不老的境界：五會一觀

有句話說：「人生七十古來稀」，現代醫學昌明，大大延長了人類的壽命，但是在我的朋友之中，超過八十歲身無病痛者不多，和我同年齡的友人也都已相繼去世。許多人羨慕我長壽又健康，「不知老之已至」。我告訴他們，要達到不老的境界，必須做到「五會」、「一觀」。

「五會」指的是：

1. 會動：運動第一，運動要適當。我每天會固定做三種運動，包括起床的健康不老操、練太極拳，以及快走三千步。運動的原則要注意：①及早開始運動；②經常做，可以的話天天運動；③與身體狀況配合，找出自己喜愛及適合的運動。

2. 會吃：營養第一，飲食要節制。飲食有七個原則要遵守：①不偏食；②不暴飲暴食；③吃乾淨的食物；④給腸胃休息；⑤不亂吃補品；⑥戒菸、少飲酒；

⑦不吃、喝刺激性太大的東西。

3. 會管：情緒的調適第一，要懂得節制情緒和慾念。情緒指的是「七情」：喜、怒、哀、樂、愛、惡、鬱。慾念則是一般人常有的「六慾」：名、利、財、色、貪、鬥。

4. 會鬆：休息與工作的平衡第一。包括適當的休息、適當的忙碌和培養嗜好。

5. 會笑：快樂第一。想要健康不老，就必須以樂觀、積極的心理面對一切。

「一觀」指的是：**正確的人生觀**。每個人都要有不老的人生觀、不老的處世態度，讓自己每一天都有意義的活著。

此外，要確保個人健康，我強調必須有「習慣決定健康」的觀念，有了「好」習慣，就有「好」健康！有「壞」習慣，健康必定會變「壞」！

我以自己能夠活到近百歲的親身經驗證實了，多運動、均衡的飲食、良好的睡眠、保持愉快的心情，絕對是維持健康的不二法則。

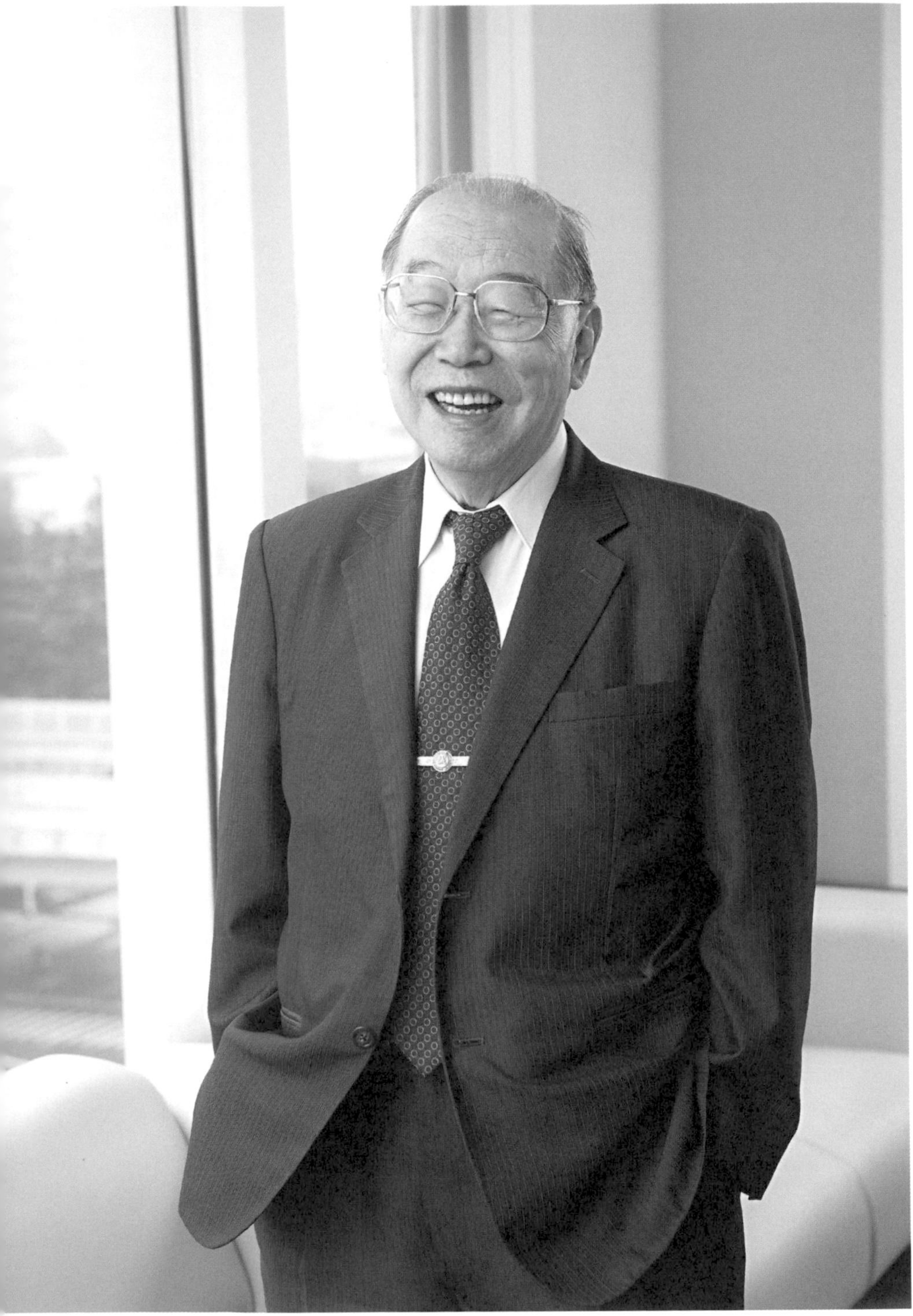

第二章

不老的秘訣：會動

我是一九一八年在湖南省臨湘縣出生，母親懷孕的時候，得了天花重症，雖然後來治癒，也順利地把我生了下來，但我從小身體就瘦弱無比，在五歲以前，走路不穩，還時常跌倒。

從嬰兒到青少年時期，父親一直很關心我的健康，不知道請了多少中醫來幫我診治，中醫們都說我營養不良，要多吃「補品」。於是，父親就請鎮上的中藥店特製「健脾散」餅乾和雜貨店特製「健康糖」給我吃。但我的胃口不好又挑食，一般孩子愛吃的糖果、餅乾，我反而不愛吃，父親知道不能勉強我，便請了少林派的武術師父來家裡教我打拳，希望能夠改善我先天孱弱的體質。

我從蹲馬步等拳腳功夫開始練起，練了兩年之後，整個人猶如脫胎換骨，成為一個打起拳來很有架式、一身是勁的少年！這也讓我深深了解到「鍛鍊為健康之本」的道理。

初中時我離開家，到岳陽縣一所教會辦的湖濱中學念書，在同學的鼓勵下，開始勤練長跑。到了高中，我就讀長沙雅禮中學，這所學校很重視體育，高手如雲；我在校運會表現突出，曾得過八百公尺和一千五百公尺的冠、亞軍，後來更因體力強健，在師生網球賽中擊敗從美國耶魯大學來的美籍師長而名震全校，這都是我少年時期努力鍛鍊身體的成果。

民國二十六年七月七日發生了「盧溝橋事變」，對日抗戰全面展開，日本軍隊一路打到了湖南，因此，我不得不放棄就讀一年的長沙湘雅醫學院，轉而報考隨國民政府遷往重慶的中央警官學校（現為中央警察大學）。

在中央警官學校，我接受了兩年嚴格的軍事訓練，經常得在攝氏四十度的高溫下出操。還記得入伍時有五百五十二位同學，畢業時只剩下三百七十一人，等於淘汰了三分之一，能通過這些「終極訓練」的考驗，讓我的體魄更強健，也鍛鍊出我吃苦耐勞的本領！

年少時我雖然身體孱弱，但到了中學時期努力練功、跑步，以及大學時期的軍事化訓練，健康情況有了很大的改變。出了社會之後，我也特別要求自己，不管工作再忙，「運動」都是每日必做的功課，絕對不可以鬆懈。

每天起床做三十分鐘健康不老操

我從年輕開始，每天清晨固定六點起來，在床上做健身操，這是黨國大老陳立夫先生教我的，他活到百歲之後仍然耳聰目明，在一百零三歲時逝世，相當長壽。他在世的時候就經常鼓勵國人以穴位按摩法健身，按摩能促進新陳代謝、血液流暢，讓全身關節更靈活。

陳立夫先生當年從美國回來，擔任中國醫藥學院的董事長，對中醫很有研究。那時我在中央警官學校當校長，有一次我問他：「老師，你這麼健康，而且年紀五十多歲，看起來卻那麼年輕，是不是有什麼秘訣呢？」他客氣地說真的沒什麼，只要「每天幫自己按摩」就可以，於是他從頭到尾教了我一次按摩的方法。

從此以後，我不斷在家練習，發展出一套「獨門健康不老操」，每天從頭到腳，每個身體部位至少按三十六下，大約按摩二十分鐘至半小時才起床梳洗。自從養成了自我按摩的習慣後，每天一不按摩，身體就不舒服。

梅家獨門健康不老操

「健康不老操」可以平躺在床上做、坐著做或是站著進行。如果沒有辦法在早上起床時做操，也可以隨時隨地進行，有助於恢復精力，減緩身體老化的速度。

做這套不老操時，每個部分用兩手揉擦六十六下；若時間充裕，每個部位可摩擦九十九下；若時間不夠，可減為三十六下。以下各項動作的按摩次數相同。

摩擦時可用手掌，也可以用兩手的中間三指（食指、中指和無名指）。除了特別說明的情況以外，基本上最重要的是用力，才有效果。

如果是站著做操，就要採取「立如松」的要領，脊椎挺直、兩腿張開；兩腳掌平實地站在地面上，兩腳分開，與兩肩同寬。兩臂自然下垂，全身放鬆，如右圖。

準備好了嗎？現在請慢慢地深呼吸三次，讓我們先從「頭頸部不老操」開始進行。

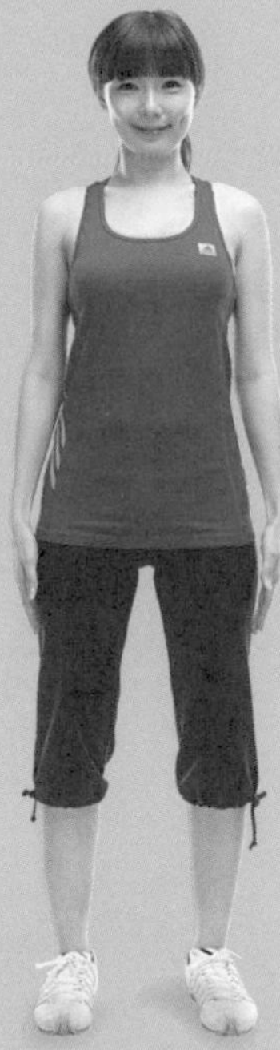

●「立如松」

頭頸部不老操

【第一動：額頭揉擦】

1. 兩手的中間三指（食指、中指、無名指）自然地稍稍合攏。
2. 雙手舉到額前，手心朝向臉部，然後用兩手的中間三指在額頭用力上下摩擦六十六下。

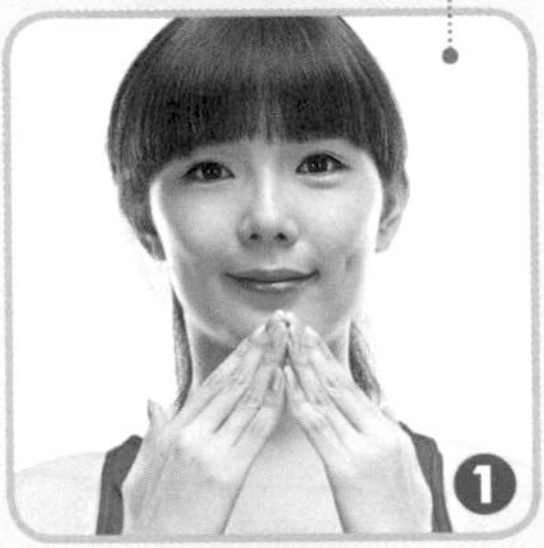

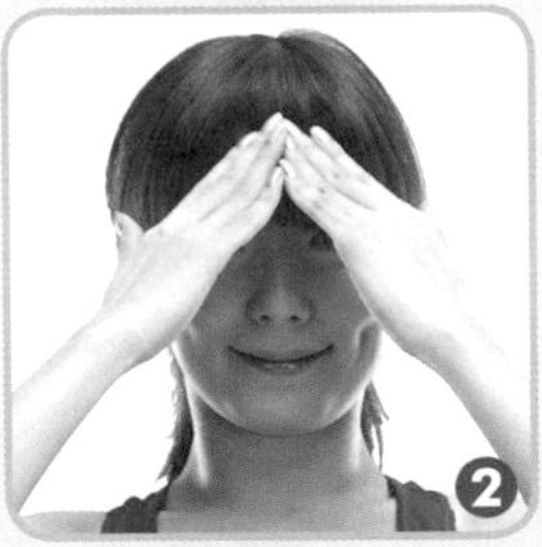

【第二動：兩眉橫擦】

● 用兩手的中間三指，左三指自右至左按摩左眉，右三指自左至右按摩右眉；同步動作，各六十六下。

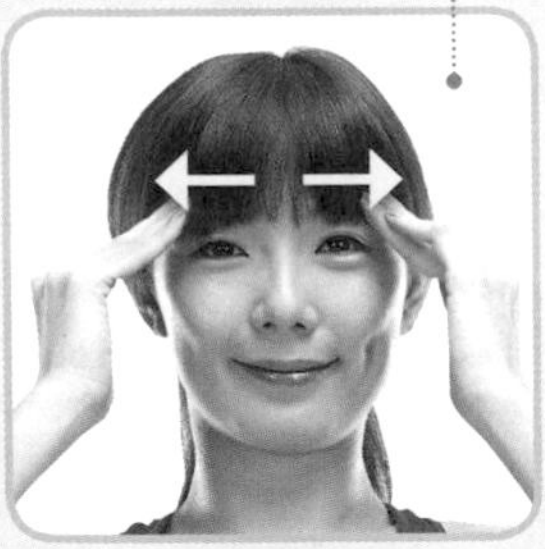

【第三動：太陽穴上下擦】

● 兩手的中間三指各放在左右太陽穴，同步用力上下按摩六十六下。

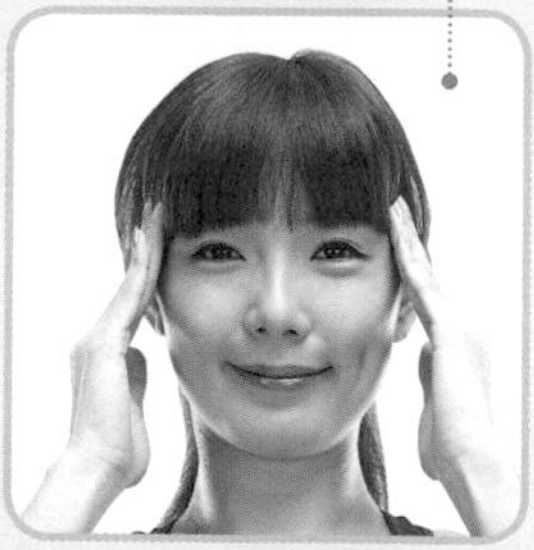

【第四動：眼睛橫擦】

1. 兩手張開，用手掌分別輕輕壓在雙眼上。
2. 然後左掌自右至左，右掌自左至右，同步按摩六十六下。

◎動作不可太用力，要使眼瞼感到溫暖舒暢。

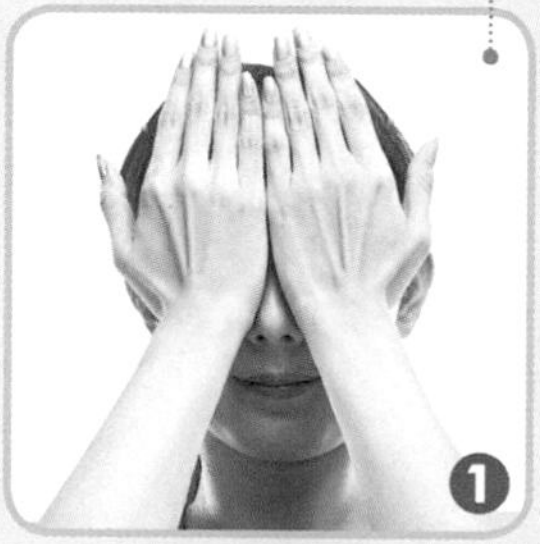

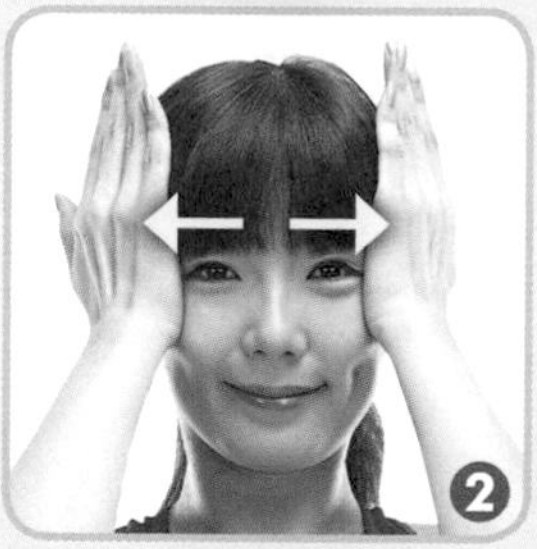

【第五動：鼻旁上下擦】

1. 兩手的食指和中指輕輕壓住鼻梁上方（眼瞼下面）。
2. 然後上下摩擦，手指不離開鼻梁兩邊，做六十六下。

◎摩擦的力道以使鼻子感到溫暖、發熱為主。

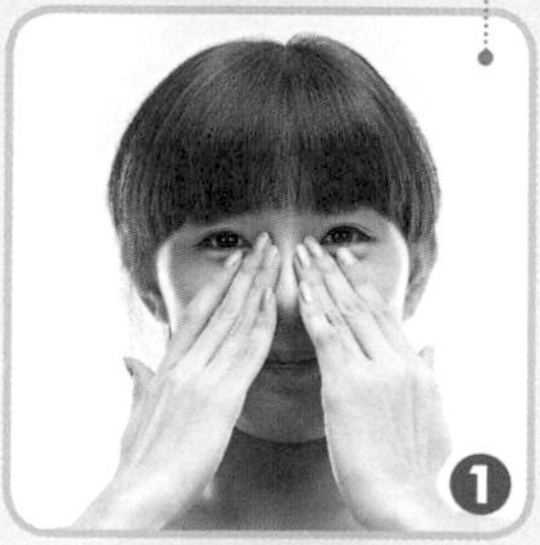

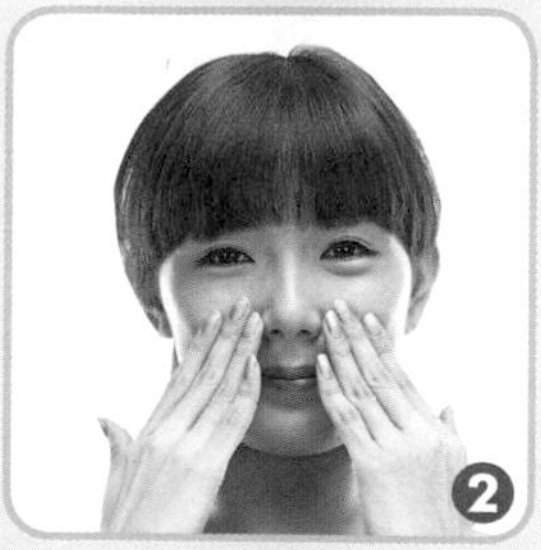

【第六動：人中上下擦】

●左臂自然下垂。用右手的中間三指（左撇子用左手三指），自上到下摩擦及用指尖敲擊鼻梁下的「人中」（上唇的中間）六十六下。

◎力道以使頭部微微震動即可。

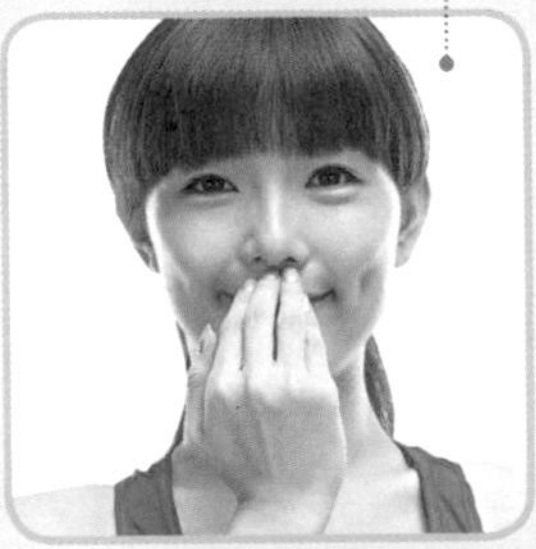

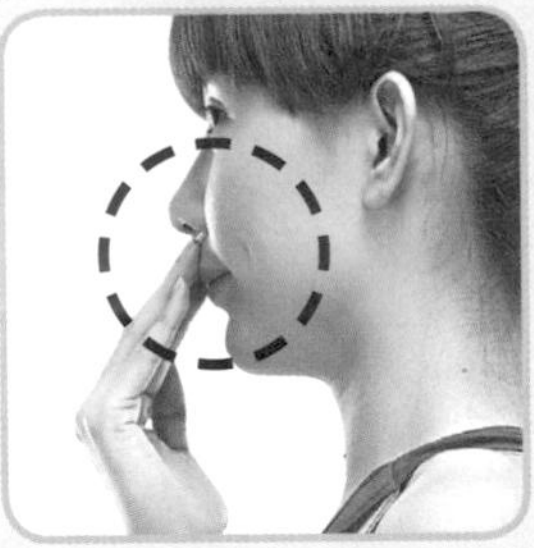

【第七動：臉部上下擦】

●兩手張開，分別將手掌輕輕貼在左、右面頰上，然後自上到下用力按摩臉部六十六下。

◎力道要能使兩頰微微發熱為主。

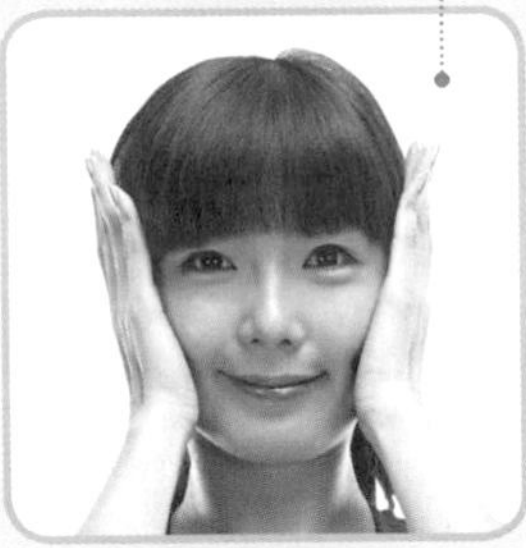

【第八動：頸部上下擦】

●頭略向左偏，左手的中間三指摩擦頸部右側，自上到下六十六下。再換用右手自上到下摩擦頸部左側六十六下。

◎力道要稍強，使頸部感覺到手指的壓力。

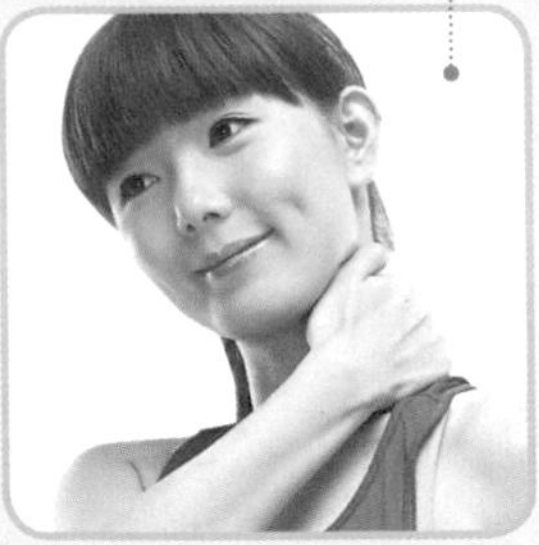

【第九動：後頸橫擦】

● 用右掌（左撇子用左掌）按在後頸上，自左到右、自右到左，各摩擦六十六下。

◎力道要能使後頸發熱。

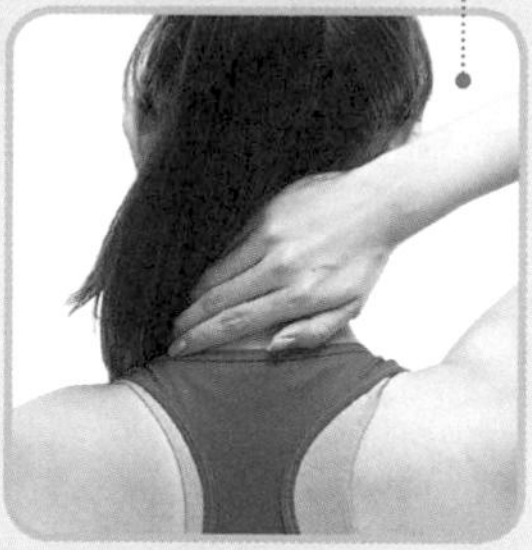

以上為頭頸部不老操，約進行五～六分鐘，每個部分用兩手揉擦六十六下；若時間充裕，每個部位可摩擦九十九下，時間不夠則可減為三十六下。記得，摩擦時可用手掌，也可以用兩手的中間三個指頭，最重要是用力，才有效果。

腰背部不老操

【第十動：尾閭上下擦】

● 用右手（左撇子用左手）用力摩擦背脊椎骨最下端的「尾閭」、背脊骨；上下摩擦各六十六下。也可雙手同時按摩，或兩手交替進行。

◎ 力氣要大一點，使尾閭感受到手指的壓力。這個動作若是躺著做，則將身體側臥。換手時身體也換邊側臥。

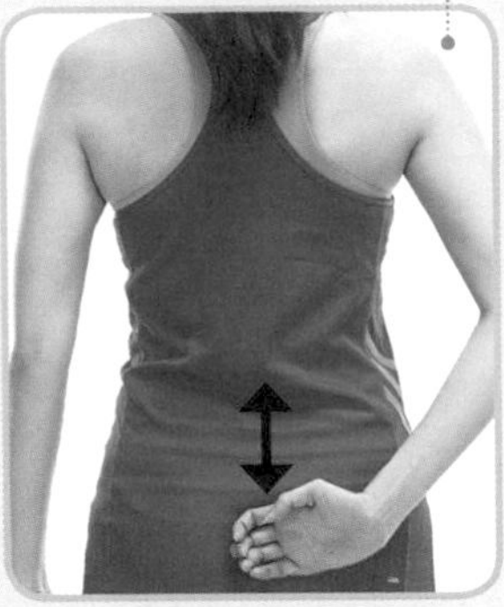

【第十一動：背脊上下擦】

● 右手輕握（左撇子用左手），手背放在背脊骨上方，用力自上到下摩擦六十六下，使背脊感受到手背的壓力。

◎ 使用的力氣大小因所穿衣服的厚薄而異。冬天天寒，如果在室外，上衣很厚，應該特別用力，才能使背脊感受到按摩的力道。

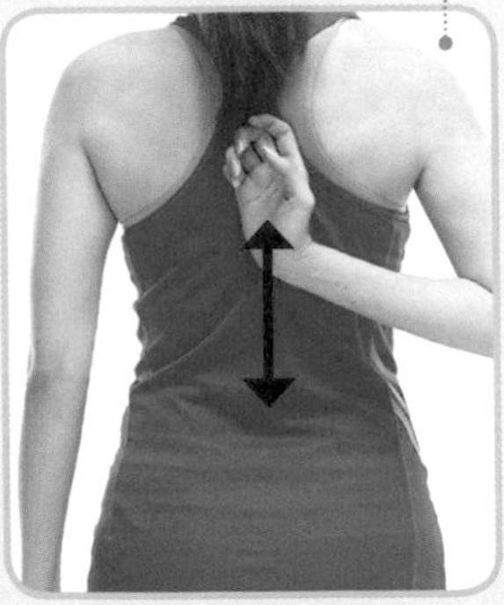

【第十二動：腹部畫圈擦】

1. 右手打開，手心輕輕壓著腹部，以順時針方向畫圈圈按摩一圈。
2. 再換左手壓著腹部，以逆時針方向畫圈圈按摩一圈。兩掌相互交替，按摩六十六下。

◎力道應使腹部感受到手掌按摩時的壓力為主。

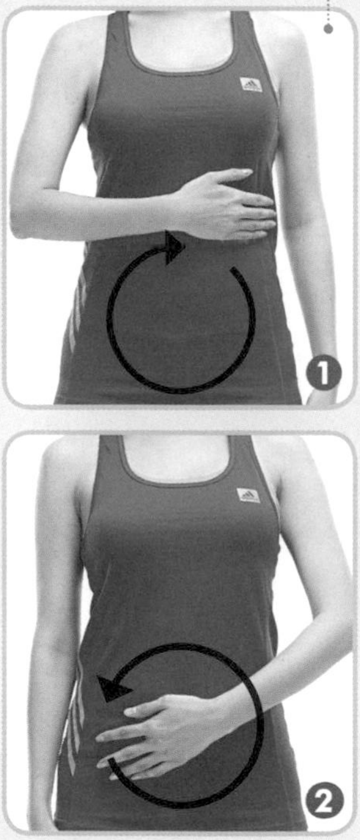

【第十三動：會陰上下擦】

1. 兩手掌放在兩大腿交叉處的「會陰」，右手自下到上按摩。
2. 接著用左手自下到上按摩。兩掌相互交替上下按摩六十六下。

◎力道大小應使會陰處感到手掌的壓力。

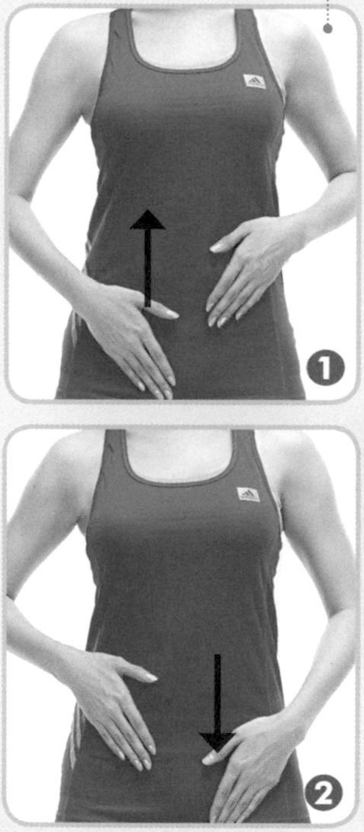

【第十四動：兩臂左右搖】

1. 兩臂自然下垂。
2. 先向左盡量轉腰，左手臂隨之向背後搖動，至微微撞擊後背部為準，同時右臂隨之向左上方搖動，擺至右掌微微接觸肩部為準。
3. 然後向右轉腰，右臂隨之向右後方擺動，至撞擊到後背為準，同時左臂也隨之向右上方搖動，至左掌微微接觸右肩為準。如此左右轉動腰部六十六下。

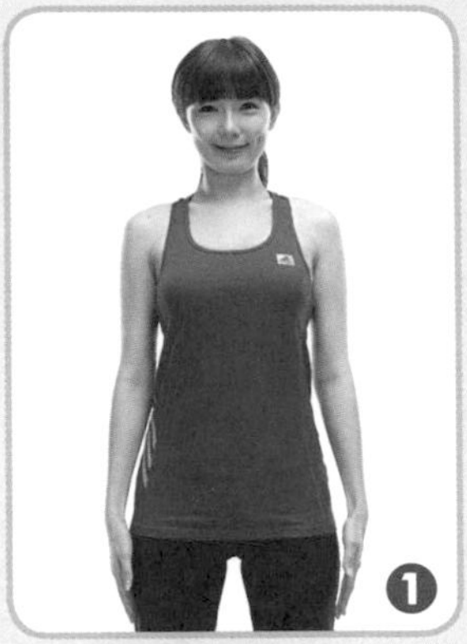

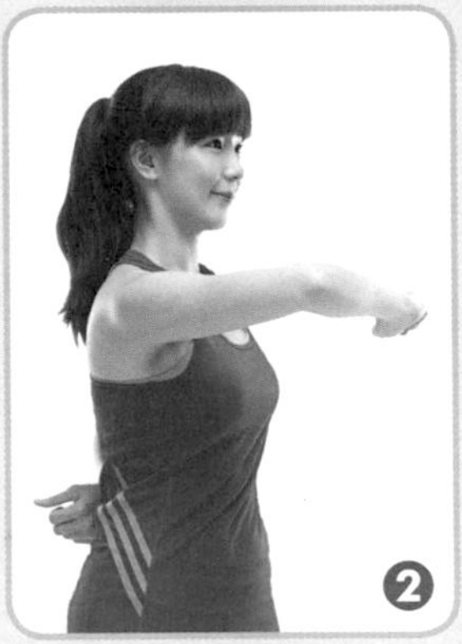

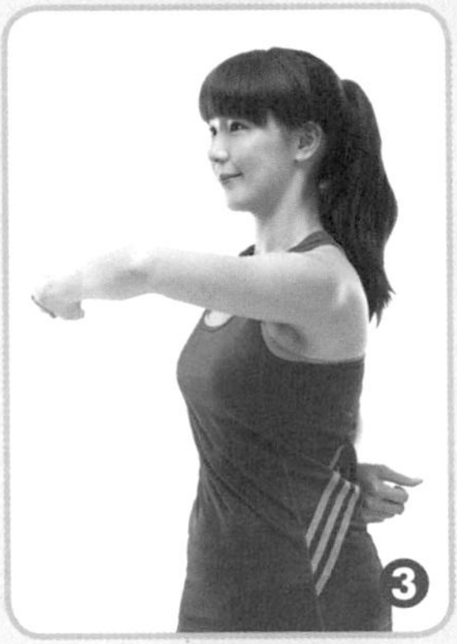

【第十五動：前彎後仰操】

1. 上半身盡量向前、向下彎曲，兩臂隨之向後甩動，前後六次。
2. 然後腰部挺直。

3. 再將背向後仰，兩臂隨之向後用力甩動六次。

◎如此前彎六次、挺直，再後仰六次、挺直，再前彎六次、挺直，後仰六次、挺直，輪流十個回合。

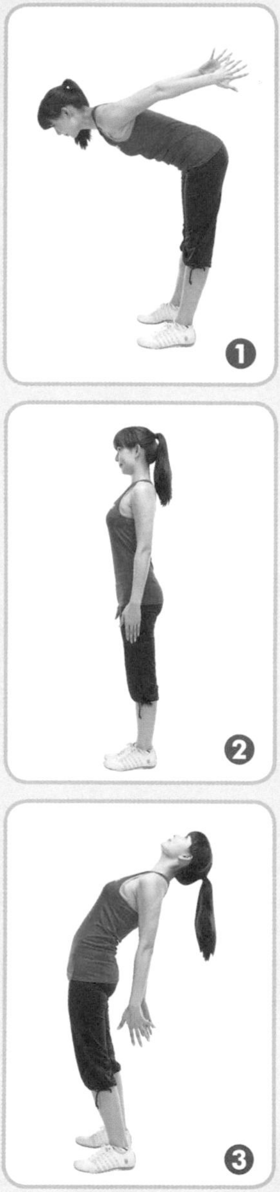

腰背按摩運動後，恢復原來姿勢。如站著就恢復「立如松」，兩臂自然下垂，全身放鬆，慢慢深呼吸十次，再繼續下列動作（以下動作若需要單腳站立，年紀較大者也可一手扶著牆較安全）。

如躺著進行，則仰面朝上平躺，兩臂自然平放在身體兩側，全身放鬆，慢慢深呼吸十次。

手腳不老操

【第十六動：兩臂上舉】

1. 兩手十指交握。

2. 然後兩掌向上舉，推至頭頂，自然擺動一連十次，接著放鬆雙手休息三秒鐘，再上舉前後擺動十次。如此連續做五個回合，共一百次。

◎若筋骨較硬，可以不必勉強手心朝上，量力而為即可。

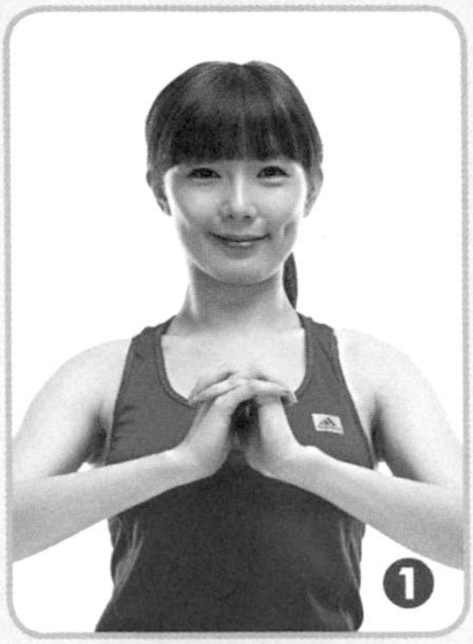

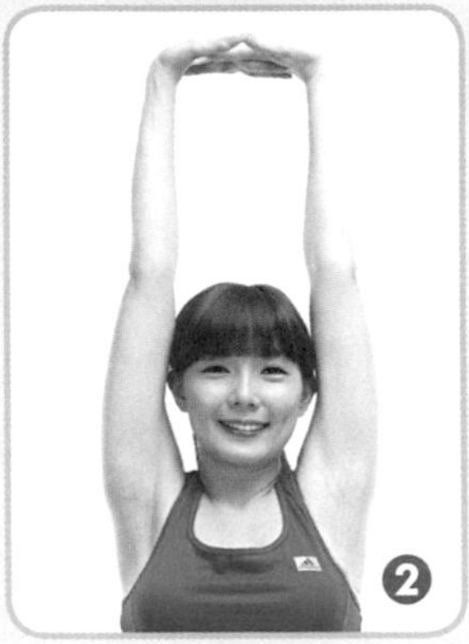

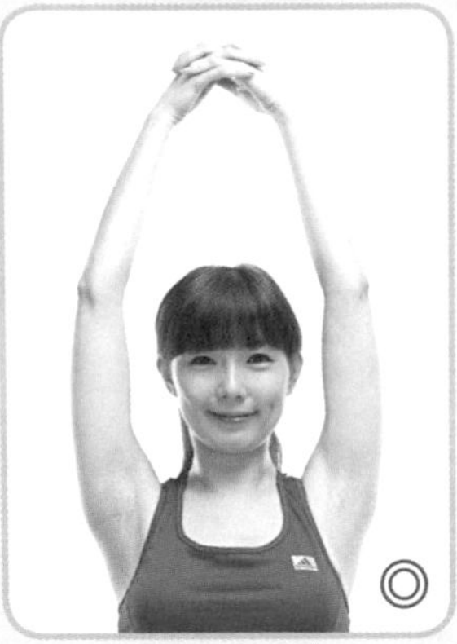

【第十七動：兩臂甩動】

1. 兩臂自然下垂，雙眼看前方。接著左臂以逆時針方向、右臂以順時針方向，左、右臂同時做環形三百六十度的轉動，用力轉動各十次。

2. 稍停留後，兩臂同時前後甩動各十次。如此各甩五個回合，合計一百次。

◎此動作如果是平臥在床的話，則左側臥，用力上下甩右臂六十六次；接著右側臥，用力上下甩左臂六十六次。

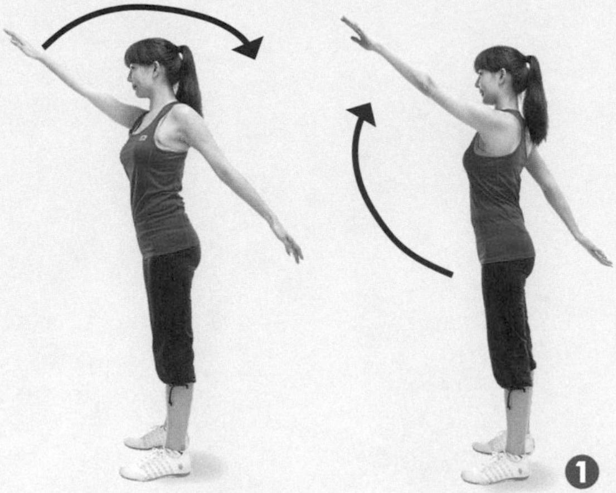

❶

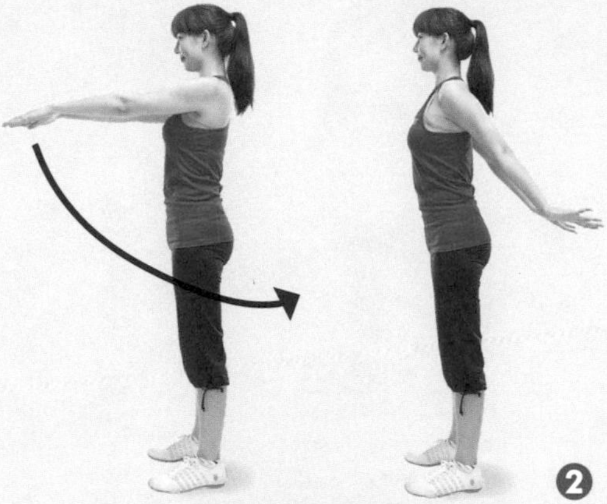

❷

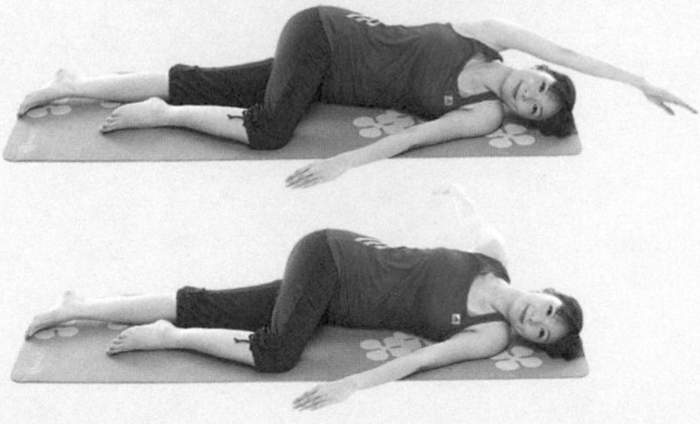

【第十八動：手臂按搓】

●以右掌按摩左臂，自肩頸而下，直至指尖，邊按邊壓、邊搓，上下十次；然後以左掌按摩右臂，自肩頸至指尖，邊按邊壓、邊搓，上下十次。如此循環，左右手各按摩五個回合，共一百次。

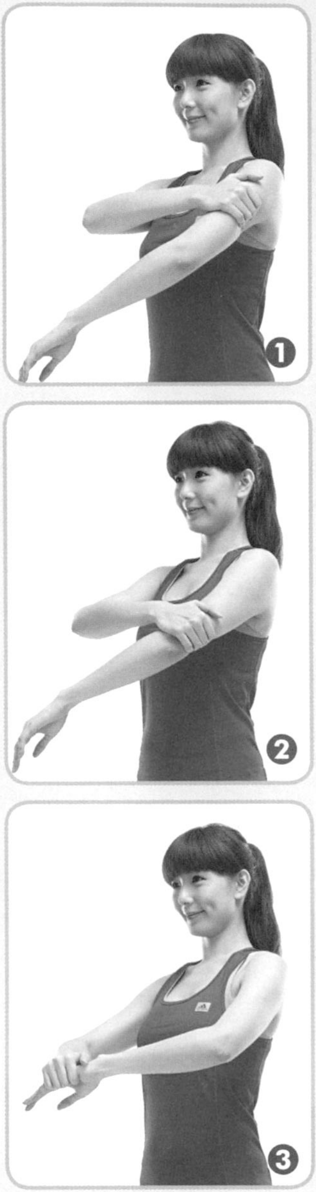

【第十九動：兩腿彎曲】

●雙手扠腰，左腿彎曲，盡量上舉（右腳站穩），然後放下、再上舉，一連十次；再換右腿彎曲，盡量上舉（左腳站穩），放下，再上舉，一連十次。如此交換五個回合，共一百次。如果是平躺，則兩腿彎曲，膝蓋凸起，接著左腳、右腳輪流用力向下蹬共一百次，兩腿的腳跟用力向下伸直，使腿彎的筋骨繃緊，並同時做深呼吸。

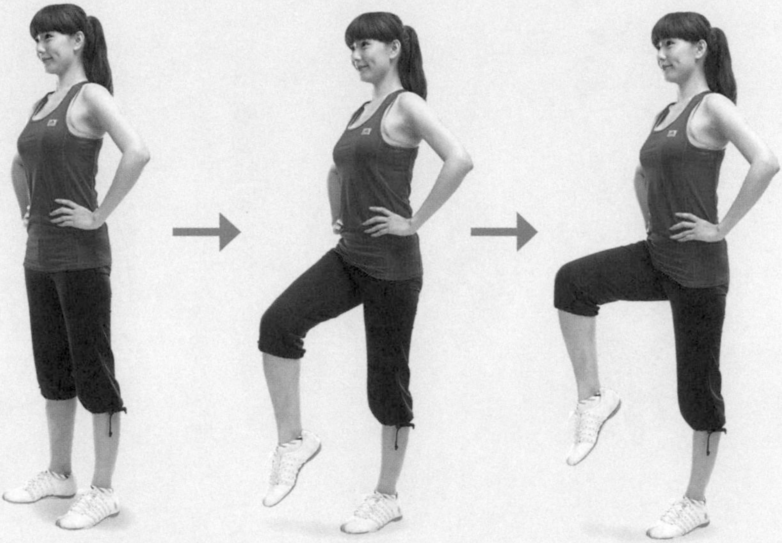

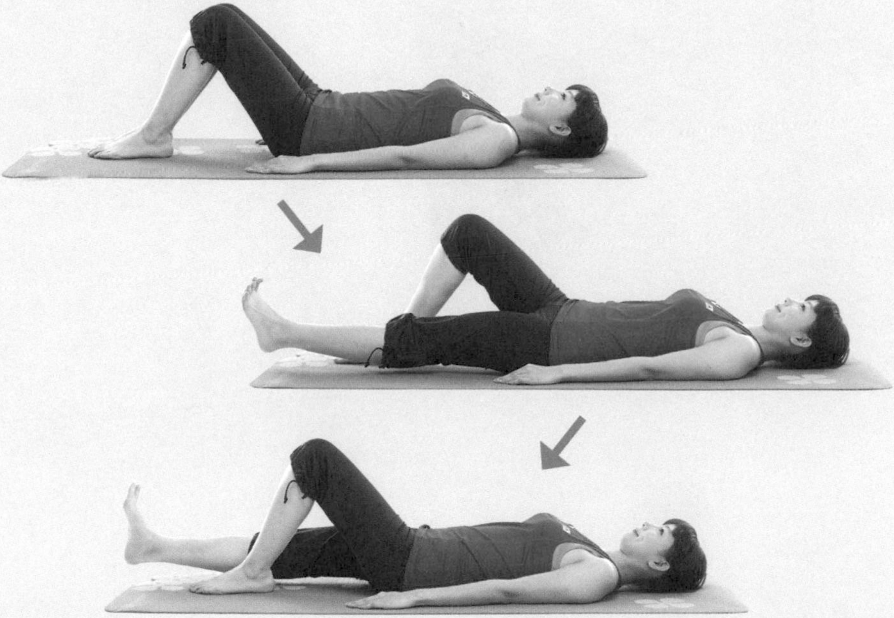

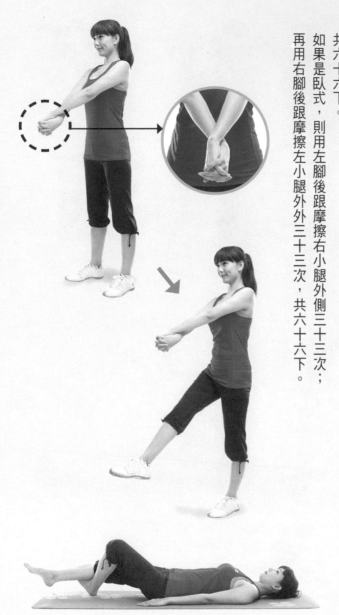

【第二十動：兩腿前踢】

●兩手交握（若兩手交叉相握較困難，也可簡單地十指互扣），右腳站穩，左腿用力向前踢，放下；然後左腳站穩，右腿用力向前踢，放下；如此左、右腿輪流向前踢，各三十三次，共六十六下。

如果是臥式，則用左腳後跟摩擦右小腿外側三十三次；再用右腳後跟摩擦左小腿外外三十三次，共六十六下。

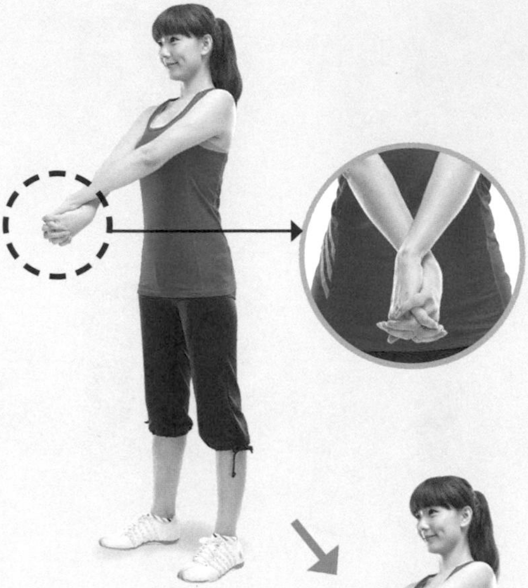

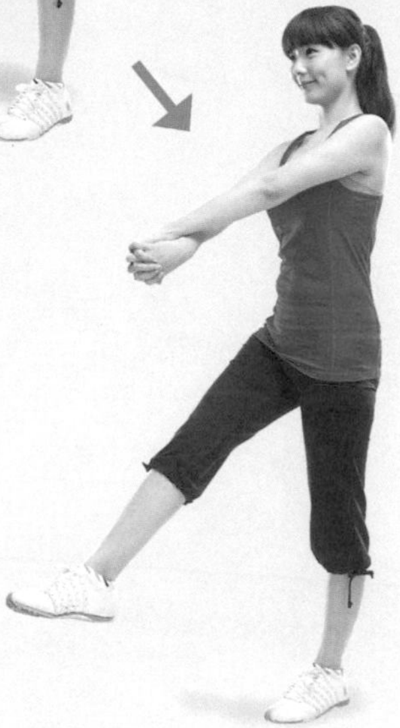

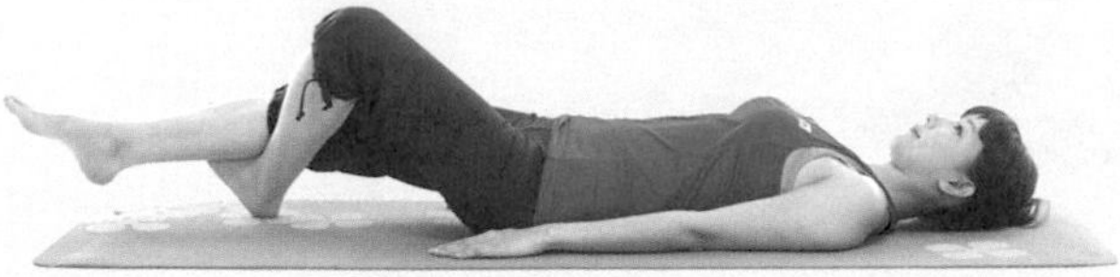

【第二十一動：兩腿後踢】

● 兩手交握，右腿站穩，左腿彎曲，腳跟往後踢向左腿的背面，放下；再換左腿站穩，右腿彎曲，腳跟往後踢向左腿背面，放下。如此左、右腳跟輪流後踢，各三十三次，共六十六下。

【第二十二動：臉部熱按摩】

● 兩手手掌互搓六十六下，把搓得發熱的手心按摩左、右臉部，同步自上到下，各摩擦三十三下。

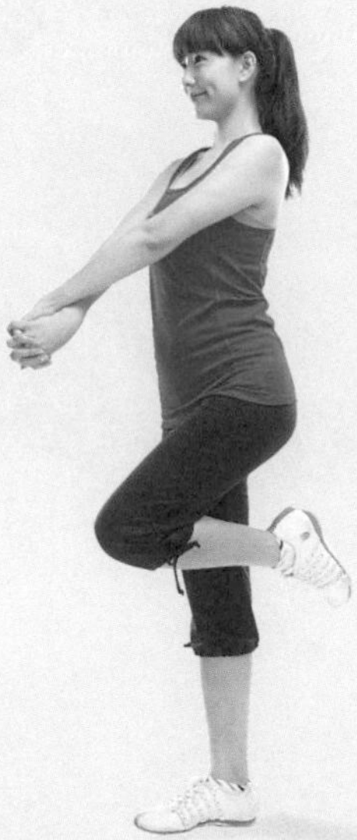

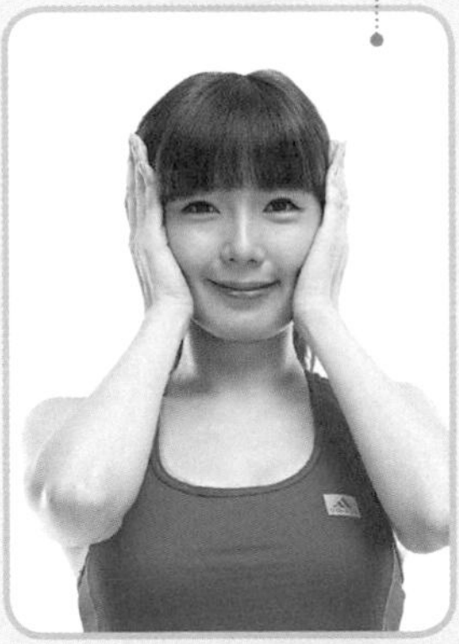

【第二十三動：復原】

● 手腿靜止，回復按摩前的開始原狀。輕輕深呼吸十次，然後移動腳步，輕鬆、放鬆，步行一百步。

臥式和立姿的「健康不老操」到此結束，接下來可以坐下來休息，喝一大杯溫開水，全身會感到舒暢無比。

坐式不老操

如果是坐姿的「健康不老操」，應採取「坐如鐘」的要領，頸部和腰部要挺直，端坐在椅子上或凳子上（有無靠背均可，建議年紀較大者坐有靠背椅較安全）。兩腳掌與肩同寬，平放地面，兩手手掌張開，分別平放在左、右膝蓋上，呼吸要均勻。

然後照上述的第一動做到第十三動。第十四動開始，因為是坐著做，應作以下改變。

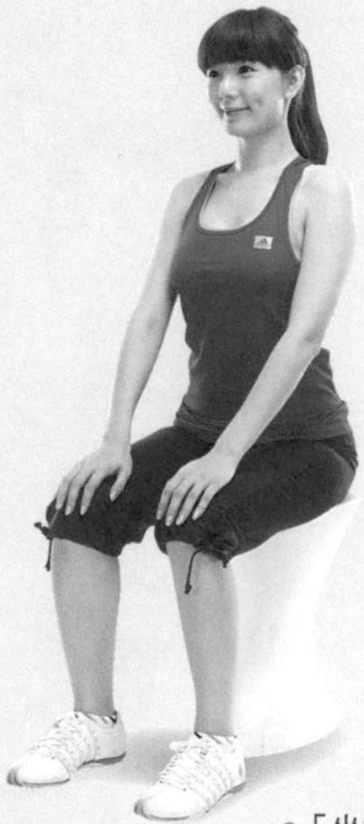

●「坐如鐘」

【坐式第十四動：兩臂上舉】

● 兩手輕輕握拳，左臂向上伸直後放下，然後右臂向上伸直後放下；如此兩臂輪流上伸下放，各三十三次，共六十六下。

◎兩臂輪流上伸、下放時，頸部和腰部要保持正確的坐姿，不隨手臂變動。

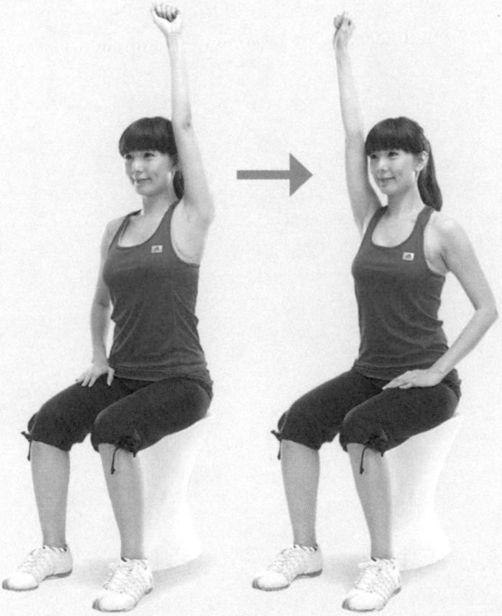

【坐式第十五動：兩臂平舉】

1. 兩臂分別向左、右兩側同時平舉伸直。
2. 然後將手臂收回輕鬆彎曲。接著繼續向左、右兩側平舉，各六十六下。

◎在雙手手臂平舉和彎曲時，坐姿不可變動。

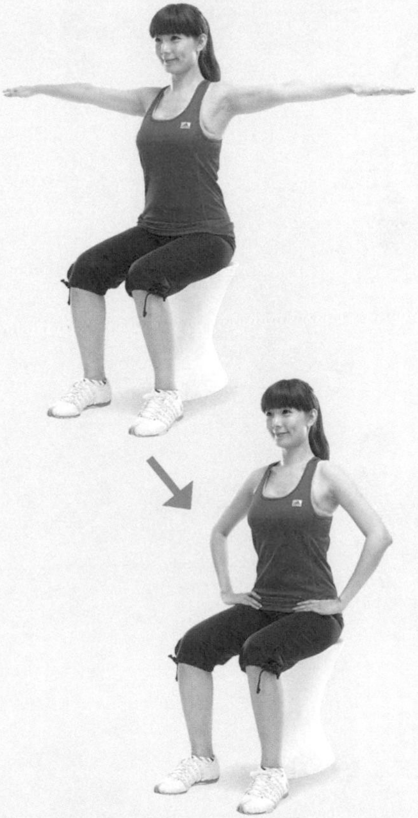

【坐式第十六動：前彎後仰】

1. 兩手掌平放在左、右膝蓋上，上半身盡量向前彎。
2. 然後回復正常坐姿。
3. 再將上半身盡量向後仰，再回復坐姿。如此前俯後仰各三十三次，共六十六下。

◎俯仰時如能配合呼吸，尤其有效：前俯時呼氣，後仰時吸氣。

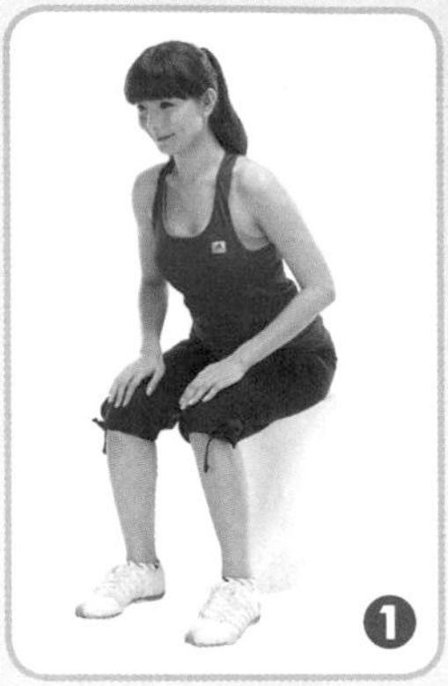

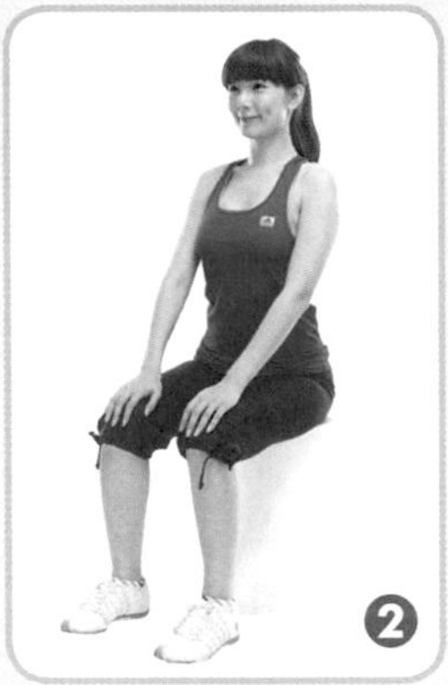

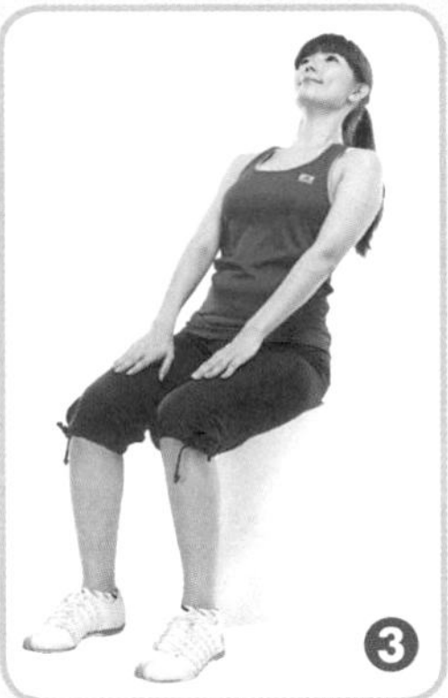

【坐式第十七動：腰頸左右轉】

1. 兩手平放膝上，先向左邊用力轉動腰部及頸部。
2. 回到原狀。
3. 接著再向右邊用力轉動腰部和頸部。如此轉動三十三次，左、右合計六十六下。

◎轉動時要慢，但要轉到不能轉動為止。

【坐式第十八動：握拳擊大腿】

●兩手輕輕握拳，左、右拳輪流輕輕擊打兩大腿上方，各六十六下。

◎打擊的部位可在大腿上不斷移動，使大腿各個部位都受到打擊的輕鬆感。

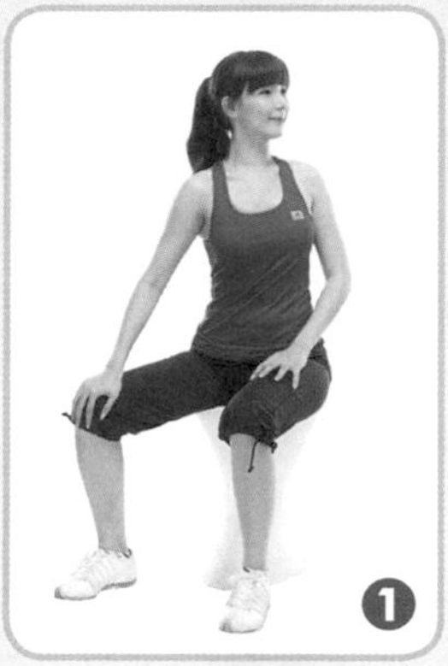

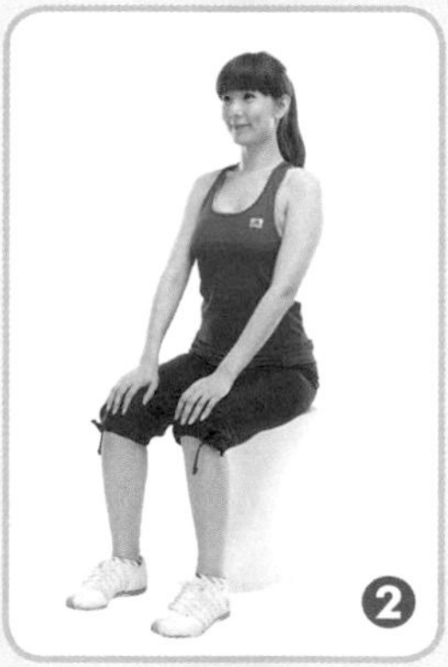

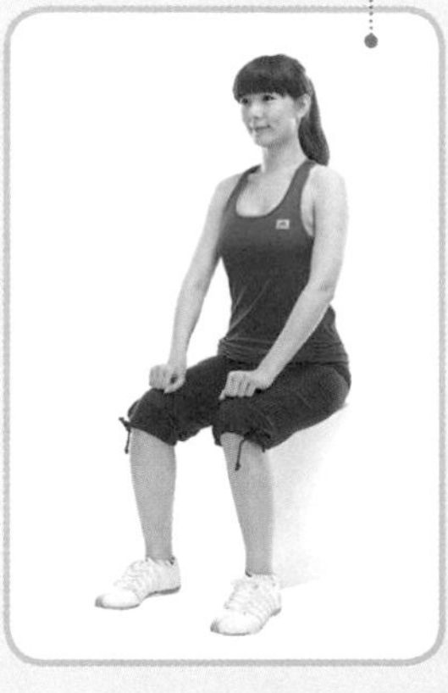

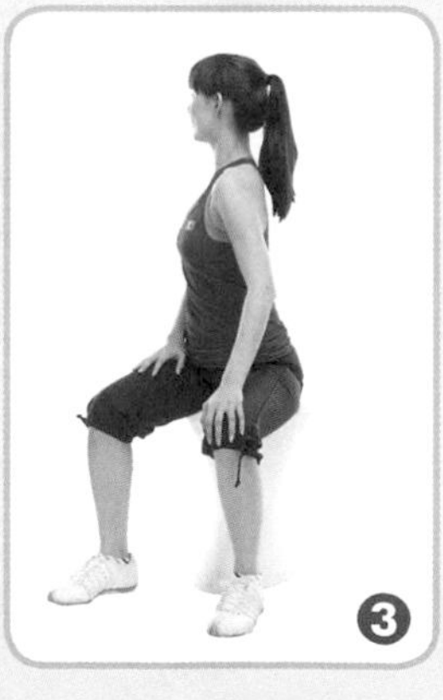

【坐式第十九動：兩腿前踢】

●兩腿輪流向前方踢。左腳先踢，收回後，換右腳前踢。各踢三十三次，共六十六下。

◎踢的時候要稍稍用力，習慣後可加強力道，使膝蓋關節輕鬆靈活。

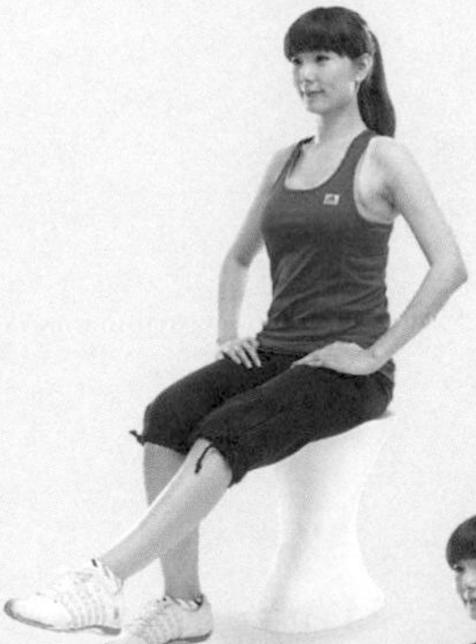

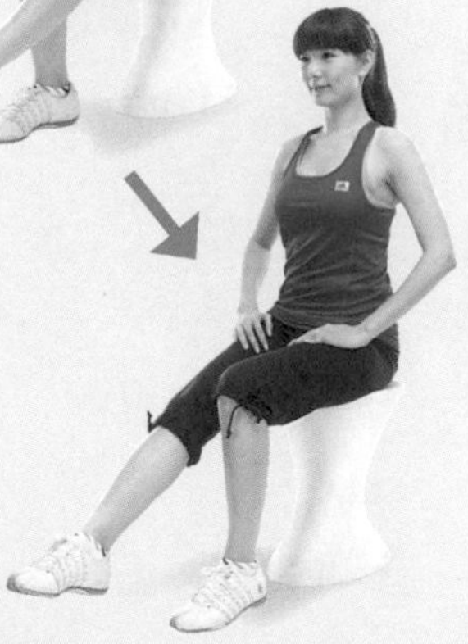

【坐式第二十動：手臂按搓】

● 以右掌按摩左臂，自肩頸而下，直至指尖，邊按邊壓、邊搓，上下十次；然後以左掌按摩右臂，自肩頸至指尖，邊按邊壓、邊搓，上下十次。如此循環，每臂按摩五個回合，共一百次。

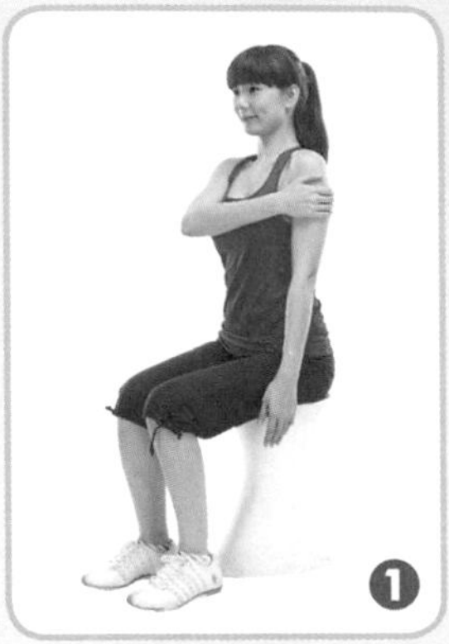

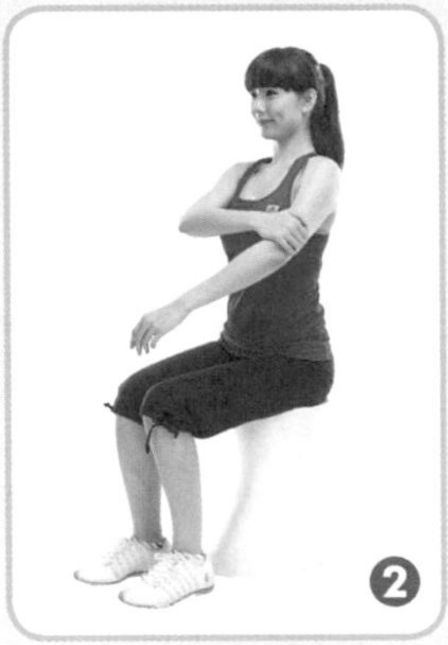

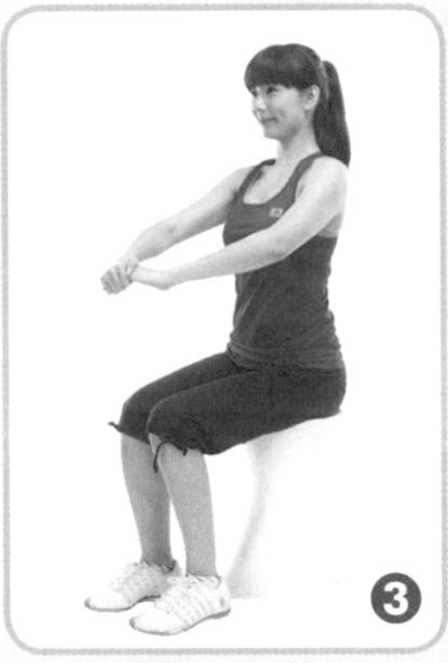

【坐式第二十一動：臉部熱按摩】

● 兩手手掌互搓六十六下，把搓得發熱的手心按摩左、右臉部，同步自上到下，各摩擦三十三下。

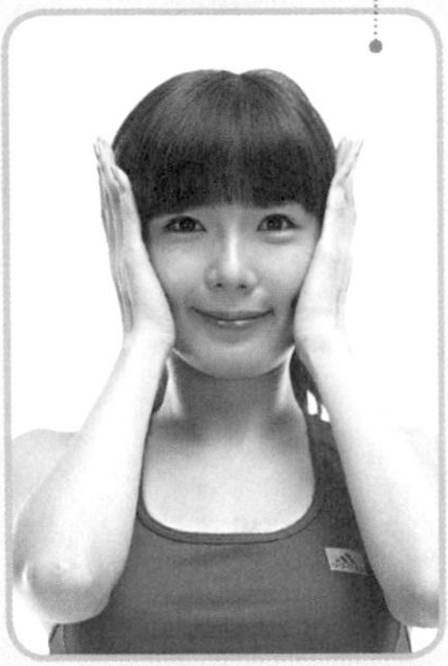

【坐式第二十二動：復原】

● 手腿靜止，回復按摩前的開始原狀。輕輕深呼吸十次。

坐姿的「健康不老操」到此結束。如果可以站起來，輕鬆地走一百步更好。如果環境或是體力不許可，則可以靜坐，兩眼閉攏，兩手放在膝蓋上，腳掌平放地面，頸、腰挺直，兩眼輕輕閉攏，緩緩深呼吸五至十分鐘，可以回復精力充沛的狀態。

以上就是臥式、立姿及坐姿的「健康不老操」。當你覺得疲勞時，可以練個幾十分鐘，從頭部、頸部、背部、臂部、手部、腿部一直到腳部，全都按摩一遍，就會微微出汗，全身舒泰。若時間緊湊也可以只做頭頸部不老操，大約五、六分鐘，有提升元氣的功效！對於忙碌的上班族來說，如果早上趕著通勤上班，時間不夠的話，也可以利用工作或休息空檔，練習立姿或坐姿的不老操。

健康不老操不只適合七、八十歲的老人做，只要是三十歲以上的人，不分性別，都可以天天練。幾十年來，我深覺這套運動對「抗老」有明顯的幫助，我雖然已經九十五歲了，但是皮膚看起來還是很有彈性，老人斑和皺紋並不多，很多人說我看起來只有六、七十歲，這都是拜不老健康操所賜。

我鼓勵大家跟我一樣，每天花幾十分鐘到半小時練習，這樣做一段時間後，你的體力和精神就會有顯著的改善，達到意想不到的健康效果！

快樂指壓術按摩臉部穴道

我將健康的要領歸納為「五會」、「一觀」。而在「會吃、會動、會管、會鬆、會笑」這五會之中，屬「會笑」最有意思，這是我看了日本著名醫學博士春山茂雄寫的《腦內革命》得到的啟發。

春山茂雄是日本腦科權威，東京大學醫學博士，自幼就從精通中醫的祖父身上習得針灸技術的真傳，兼具中西醫背景。他在《腦內革命》書中說道，大腦在適當情況下會分泌一種化學物質「腦內嗎啡」，這種荷爾蒙不僅會使人情緒變好，還能阻止活性氧的產生，保持腦部年輕，防止老化。一個人如果常常保持微笑，凡事往好的方面想，「腦內嗎啡」會增加，每天快樂多一點，健康就加一分。

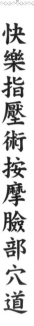

此外，他在書中也提到「快樂指壓術」，透過簡單的穴道按摩，對女性來說，有美容效果；對男性來說，可達到抗老化的成效。

為了增加「腦內嗎啡」，讓自己更放鬆、快樂，我早上起床後，除了必定要做的全身「健康不老操」之外，也會利用「快樂指壓術」，一邊洗臉，一邊按摩臉部穴道。按摩的方法非常簡單，只要照著左圖的示範，以指尖按壓穴道即可。

壓法是把中指疊在食指上，指尖用力按壓，一、二、三、一、二、三……按三下，到最後第十回連續壓約十秒。每天早、午、晚各一次，效果會更好。

洗臉時按摩臉部的穴道，能促進腦內嗎啡的分泌，有提振精神、消除疲勞的效果，大家不妨也來試試看。

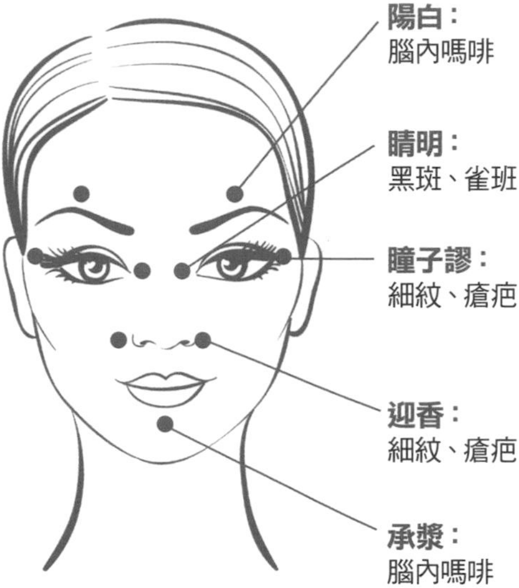

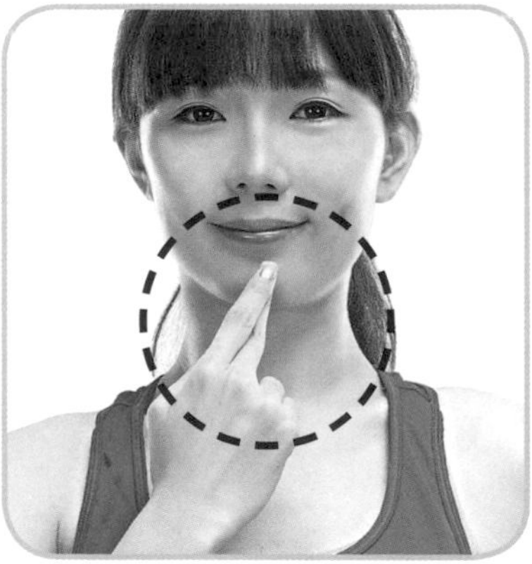

● 把中指疊在食指上，以指尖用力按壓臉部穴道即可。若有兩側穴道則以雙手按壓。

每天早晨練十五到二十分鐘太極拳

每天早上我在床上做完健康不老操，洗臉、刷牙後，就走到東海大學校園裡練太極拳，通常是練習半套，大約十五至二十分鐘；若時間充裕的話，才會練習整套，約半個多小時。

我從六十歲擔任東海大學校長開始，就住在東海大學的宿舍，至今已三十五年了。東海校園的空氣非常好，綠蔭扶疏，很適合早起做運動。由於打太極拳不需要太大的空間，在自家客廳也可以做，所以遇到下雨天時，我就改在家裡進行，不分晴雨，每天都練拳半小時，數十年如一日，絕不偷懶。

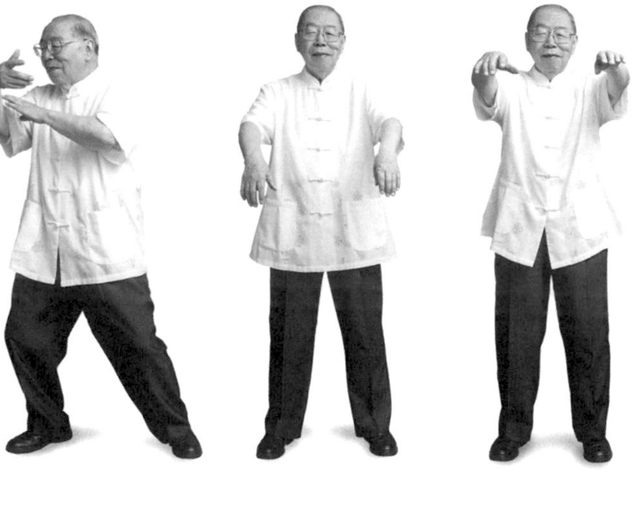

一般人早上起床後大都懶洋洋地提不起勁來，但我每天一早就讓自己不停地動，已成為一種習慣。練完太極拳後，我就像電池蓄滿了電力一樣，擁有飽滿的精神和充足的體力，迎接一天的工作與接踵而來的活動，絲毫不會感到疲累。

按摩和太極拳是相輔相成的運動，打太極拳的好處是吸氣時可以用力把肛門提起來，吐氣時則放鬆，在一吸一呼之間，就能訓練肛門柔軟，避免老人常有的痔瘡問題。除了提肛之外，太極拳還有一個好處，就是避免關節痛。

美國《時代周刊》在二〇〇二年發表了一篇評論，稱太極拳是「最完美的運動」，經過美國多所科學機構研究，常練太極拳能增強體力，提高免疫力；此外，一項醫學研究也發現，練太極拳對於提升腦力也很有幫助。

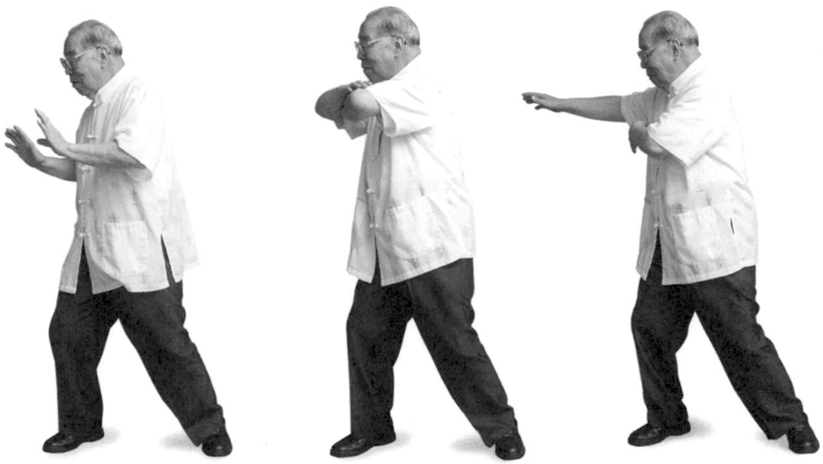

從中學開始，我就對國術很感興趣，當時有位長輩跟我說：「要練內功，必須從太極拳入門。」可惜，我一直沒有機會學習太極拳，直到三十八歲，我才拜施調梅大師門下，開始踏入太極拳的世界。

施調梅大師是位傳奇人物，他是楊派太極拳第三代傳人，日本陸士官校畢業，抗戰前曾擔任浙江省警官學校校長。當時他已年逾七十，仍身手敏捷，兩眼炯炯有神。

施調梅大師教導我，練拳時要與呼吸配合，所謂「以心導氣，以氣導拳」，即以思維指揮呼吸，以呼吸決定手腳與身體的架式，這也就是內、外功的配合。

太極拳是「內功」的基本，但我起步已晚，沒有練「內功」的本錢，所以將太極拳做為「強身」的運動，五十多年來，我獲益極大，包括：四肢靈敏，沒有關節方面的毛病；消化良好，胃口常開，很少鬧胃病；耳聰目明，思路清晰，從不知頭痛為何物；牙齒健康，血壓正常，沒有糖尿病、心血管疾病之類的慢性病。

有人請教過我一個問題：「太極拳如何練？」

這不是三言兩語就可以說清楚的，讀者們如果有興趣，可以找一位太極拳老師學，一開始比較難，至少要三個月的工夫，才能初步入門。但是一旦學會了，天天練，對健康將有莫大的幫助。

弟子的見證——吳清沂教授

從太極拳體會人生

◎吳清沂教授：曾任大葉大學副校長，現任台灣發展研究院董事兼副院長

約莫五年前，我在因緣際會之下認識了梅可望校長，之後更有幸跟隨梅校長學習一年的太極拳，成為少數他親自教授太極拳的徒弟，受益良多；也因為跟隨他練拳，讓我的人生和健康狀況有了很大的轉變。

我一直都對國術很有興趣，四十歲之後，開始覺得應該找一些步調慢一點的國術來學習，也學習了基本的太極拳，但始終學不到箇中精華。五年前，我擔任大葉大學副校長期間，有次邀請梅可望校長到學校演講，那是我們第一次見面。當時梅校長給我的第一印象是即使九十歲了，外表還像個中年人一樣，肯定是個奇人。之後，我常到梅校長的辦公室拜訪，他為人非常和善，分享了很多年輕時的故事。

我和梅校長與其他學術界的朋友會定期聚會用餐，有次聚會時，校長無意間聊到他從四十幾歲開始，就向施調梅大師學習太極拳，至今已五十多年了。我聽了欣喜若狂，立刻央求梅校長收我為徒，梅校長說已經教過一位弟子，不能再傳授給第二個人，但我仍然不死心，一有機會就繼續請託，希望能成為他的門下弟子。過了半年，某天校長終於對我說：「你下禮拜開始到我辦公室來，我教你打太極拳。」

從此，我開始接受梅校長一對一的指導，每個禮拜一次，整整進行了一年。這套拳共一〇八式，梅校長每週會教我一式，他總是不厭其煩地親自示範每一個動作，教我慢慢練。剛開始學的招式比較簡單，後來就愈來愈難。我原本一週只在家練習二、三次，到了後來動作幾乎跟不上，因此督促自己每天練習，才能跟上校長的節奏。

梅校長年紀雖然大了，但他打拳非常有韻味，動作和吸呼調節得很好，有時看似閉目養神，卻又好像在凝視；動作柔軟，但其實充滿勁道。我發現梅校長完全體現出太極拳最重要的精髓，就是放鬆。當身體愈能夠放鬆，氣愈能在體內暢行無阻，呼吸也會愈來愈順。

梅校長的太極拳，不只是教動作，他教會我最多的是調節「呼吸」，他常告訴我，打拳要放鬆，要用意念主導手、腰、腳的動作，才可以達到真正的放鬆。放鬆是很抽象的，也是最難練的。練太極一開始有招式，務求動作中規中矩，到後來是沒有招式的，要讓意念主導氣、身體。

一開始我聽不懂梅校長的話，因此不斷觀察他的動作和我的有何不同。練了兩年之後，我才逐漸體會什麼是「放鬆」，時至今日，仍然持續不懈地練習。

每次打完太極拳，我都會感覺全身舒暢，覺得這是最好的身心放鬆之道。自從學了太極拳以來，人也變得神清氣爽。我現在每天早上固定在早餐前，穿著輕便的運動服、功夫鞋練習太極拳。

梅校長教我要「以心導氣，以氣導拳」，現在我一開始打拳，就會感覺身體哪裡不舒服，等到練完整套太極拳，我會再靜下心來，檢查一下剛剛不舒服的地方還在不在。從太極拳中我學會放鬆，放鬆之後，身體哪裡不舒服、哪裡很順，自己很快就會發現，也更能聽到自己內心的聲音。

梅校長除了教授太極拳，還教了我很多人生道理。我本來是個急性子的人，每天要快速地處理很多事，工作行程總是排得滿滿的，但我現在一天只排一到兩件事情，不讓自己的生活步調過於匆忙。此外，我也從梅校長身上學到，凡事要適量，找出平衡點，包括運動、飲食、生活作息……等等，將身體調適到最好的狀態，每天就會過得很快樂，也就是所謂的「歡喜心過生活」。

梅校長即使已經九十五歲高齡，仍然維持工作上適當的忙碌，到了該休息時就徹底放鬆，身心狀態調配得很好。最難能可貴的，他是位心靈豐富的長者，擁有善體人意的廣闊胸襟，他也讓我了解到，養生不在長壽，而是讓人生過得更有意義。

乾隆皇帝的智慧：養生四訣

中國歷代活得最久的皇帝——清朝乾隆皇帝，享年八十九歲，在當時算是相當長壽，他有「養生四訣」，很值得大家參考：

1. 吐納。

2. 肺腑：深呼吸。

3. 活動筋骨：多勞動、運動。

4. 十常四勿。

「十常」是：①齒常叩；②津常嚥；③耳常彈；④鼻常揉；⑤睛常轉；⑥面常搓；⑦足常摩；⑧腹常運；⑨肢常伸；⑩肛常提。

「四勿」是：①食勿言；②臥勿語；③飲勿醉；④色勿迷。

「十常」不僅全身每個部分都運動到，「四勿」也符合保健養身的道理。由此可見，運動確實是維持長壽的秘訣。

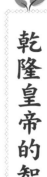

每天快走三千步

每天早上除了做健康不老操、太極拳，我還會在吃過晚飯，休息約一小時之後，在室內或室外快走三千步，二、三十年來從不間斷。

「快走」已被全世界醫學、運動界公認為對於中年以上的人最適合的運動，也就是以較快的步伐（時速五至六點五公里）行走，每星期五到六次，每次大約半小時、三千步左右。如果你實在沒辦法每天抽空半小時散步也沒關係，根據研究顯示，每天快走三、四次，每次十分鐘，效果和每天連續走路半小時大致相同。

運動是有分階段和年紀的。多數人年輕時每天跑一千公尺沒問題，跑出一身汗覺得好過癮，但是到了三、四十歲，跑完一千公尺之後，往往就開始喘不過氣來、頻頻喊累。有些醫生會建議四十歲以後的中年人跑步時跑慢一點，將快跑改成慢跑。年紀再大點，過了五、六十歲之後，醫生就會說連跑都不能跑，最好改成快走；到了六、七十歲，醫生改口說每天走一走就可以，走個三圈就非常好了。但是不管幾歲，只要維持「動」的習慣，都會對身體健康有幫助。

對於大多數人來說，快走是相當不錯的運動方法，你也許不會一下子察覺走路有什麼好處，然而日積月累之後，絕對有助於預防疾病。

哈佛大學預防醫學科主任喬安．曼森曾經說：「只要每天快走三十分鐘，許多慢性疾病的發病機率就可以降低三至四成。」對於老年人來說，「快走」是對身體最沒有負擔的健身運動，慢跑有傷害膝蓋的疑慮，快走則沒有什麼副作用。

每分鐘約走一百步，就可使循環、呼吸、消化、神經各系統都活絡起來。綜合來說，快走的好處有：

1. 預防心臟病：快走對心臟有好處，這是有道理的，因為心臟是肌肉組織，凡是能促使血液更快通過肌肉的活動，都有助於肌肉保持健康。經常快走有助降低血壓，減輕動脈的壓力，增加血液中高密度脂蛋白膽固醇（有益的膽固醇）的量，甚至能使血液稠度降低，減少形成有害凝塊的機率，心臟病猝發的風險減少一半。

2. 預防中風：哈佛大學公共衛生學院的研究人員，曾經調查七萬二千四百八十八名護士在過去十四年的保健習慣，結果發現：每星期步行六小時以上的護士，因血液凝結而中風的機率，比其他護士少四成。

3. 控制體重：如果單靠節食去控制體重，年紀愈大，功效就愈差。連續快走半小時以上，可以消耗幾百卡熱量，還可使新陳代謝加快，減肥更容易成功。快走也是消除身體脂肪的好辦法，即使體重沒減輕，健康也會有改善。想要藉由快走減肥的人，每天至少要步行一小時，才會有效。

4. 預防骨質疏鬆症：步行不僅能強化肌肉，也能增強骨骼。研究顯示，女性若在童年、青少年時期經常運動，並適量攝取鈣質，年老後罹患骨質疏鬆症的機率也較低。

5. 預防糖尿病：醫學研究證明，體重超重、開始有葡萄糖代謝問題的人，只要改變生活習慣，包括每天快走半小時，就可以減輕症狀，甚至可防止乙型糖尿病的發作。芬蘭的研究也顯示，常常快走的人即使體重沒有減輕，在預防糖尿病上也有很大的幫助。

6. 預防關節炎：世界上有千千萬萬人患有勞損性膝骨關節炎，快走可強化膝關節部位的肌肉，減輕疼痛。此外，游泳或做一些溫和的運動也對預防關節炎有幫助。若有勞損性膝骨關節炎，應該每隔一天才運動一次，好讓膝關節充分休息。

7. 預防憂鬱症：快走可以消除煩悶，對於防治憂鬱症也有幫助。抗憂鬱藥也許可以消除憂鬱，但有研究發現，不吃藥而改以運動為療法的憂鬱症患者，十個月後，復發的機率低於吃藥的患者。

夏威夷大學老年病醫學教授大衛．寇布說：「沒有經常運動的人，別期望快走一星期就可以解決健康問題。」但是，如果你能持之以恆下去，肯定獲益無窮。

快走的好處多多，不過，在進行時要注意以下幾點：

1. 裝備適當：運動鞋的前部須有足夠空間讓腳伸展。

2. 輕鬆上路：為防止肌肉疼痛，起步時的步伐慢一點，可以的話，先做一些簡單的暖身運動。而快走之後，也要做一些溫和的伸展動作。

3. 利用機會：除了每天定時快走，也可以在日常生活中找其他機會快走，例如：把車子停在離超市數條街以外的地方，故意走遠一點去購物；坐公車或捷運上下班時提早下車，多走一、二站的路。

4. 記錄成績：把快走的成績記錄下來，包括走了多少時間和多少距離。這樣做的好處是當你看到成績不斷進步，可以得到鼓勵，做得更好。

運動的方法很多，並不限於打太極拳和快走，任何方式的運動，包括近年來流行的氣功、外丹功、香功、瑜伽，以及宇宙操、鼓掌操、有氧操等，只要定時定量去做，對於健康都是有幫助的。為了自己的健康著想，不妨現在就開始行動吧！

專家的話——李信達教授

運動讓人筋骨不老

◎李信達教授：美國紐約州立大學水牛城分校物理治療暨運動科學博士，第四十八屆中華民國十大傑出青年，現任中國醫藥大學國際事務處國際長

老化不可避免，先存好骨本

談到老化，可分好幾個系統來看，骨骼肌肉系統老化涉及的是當你年老時能不能好好走路；當身體退化到一定的程度、不能走路後，整個人的健康狀況是以溜滑梯的速度急速老化的。

一般人接近二十歲是身體的巔峰狀態，二十五歲之後，慢慢開始產生老化的趨勢，它會持續二十年、四十年、六十年，一直跟著你，導致年紀愈大，

老化的人和健康的年輕人之間的差距就愈來愈明顯。所以，要讓自己老了仍然可以維持健康，就要從年輕時開始「存老本」！

很多人不知道，人體骨質在二十歲時是高峰期，二十歲之後，骨質狀況就往下降，而且它一旦流失就補不回來了。有運動的人降得比較慢，沒有運動的人，骨質會呈現溜滑梯狀態，不斷衰退。因此，年輕人千萬不要仗著自己仍有本錢，就不運動。

年紀愈老，骨質流失愈多，尤其女性一停經，骨質就會大量流失，加上肌力的下降和協調能力較差，嚴重者甚至導致骨折。正常成年人每天需要攝取一千二百毫克的鈣質，婦女停經後需要一千五百毫克，所以需要大量補充鈣質，但每個人的身體對於鈣質不一定都吸收得進去，這跟維他命D和「骨質的壓迫」有關，骨質沒有經過重力或運動壓迫的話，是不可能維持在良好的狀態。因此婦女停經後，建議補充維他命D。存好骨本，需要養成良好的運動習慣，包含人體骨骼的適度牽拉和擠壓，例如慢跑、步行等，可促進骨質內的血液循環和促進骨質的增生。

年紀大了，也應定期做骨質密度的檢測，檢查是否有骨質疏鬆的問題，近年藥物治療進步很快，包括鈣片、維生素D、抑鈣素女性荷爾蒙等，可抑制骨質流失，也可以增加骨質密度，並降低骨折發生率。

運動好處多，倘若一天不動，體能很快就衰退。除了老人家外，我也鼓勵年輕人要多運動，從年輕時就養成健康習慣。我常常在早上經過公園時，看到晨間認真運動的多是老年人，現在的年輕人反而很少運動。**老化不可避免，從年輕開始先存好骨本，才是健康之道。**

健心健腦的運動：慢跑最好，快走其次

一個人不是把吃這件事做好、飲食顧到就可以達到健康，而是整個人的生活習慣，包括作息、睡眠及運動習慣，要能夠平衡所有的身體系統，得以維持在一個好的狀態。身體系統中最重要的兩大系統就是腦神經系統和心血管系統，前者主控和協調所有器官功能，後者是維持生命、提供所有器官氧氣和養分的核心馬達。但是腦神經系統和心血管系統的退化常常是不可逆的，除非幹細胞啟動即時修復，例如：心血管內皮有問題形成動脈硬化，再來很容易發展造成心肌梗塞，如果血管栓塞影響腦血管系統，就變成腦中風。腦小動脈或腦微血管不好，也涉及很大比例的腦部退化原因。

如果不幸罹患了心肌梗塞或腦中風疾病，除了手術和藥物治療外，也需要靠復健來治療。所謂「復健」工作，有很大比例是教導病人安全的運動，只要有身體障礙、老化、中風、精神疾病、生病長期臥床的人，運動訓練的

運動量一定要足夠，才能改善不好的體質。**最佳健心健腦的運動就屬有氧運動**，有氧運動的好處很多，它得以保護心血管系統及強化心臟、腦神經系統，並且對於代謝症候群、老化問題、慢性病都有很大的幫助，特別是有氧運動可以啟動修復身體的基因和增加修復身體的幹細胞。

做有氧運動時，人體需要氧氣，我們的呼吸就必須很快速地跟上，然後心跳也會跟著變快，血液循環瞬間加快好幾十倍以上，才能把大量氧氣帶入肌肉群，配合養分在輸送到身體的過程當中，共同產生大量驅動運動肌肉所需能量；產生能量讓肌肉持續收縮，持續運動，當一個人體能變好，表示肺功能、心臟功能、血管功能和肌肉肌耐力同時都變好。

在各式各樣的運動當中，健心健腦的運動，我最推薦慢跑。除非是年紀很大了跑不動，再用快走來取代。老人家如果體力許可的話，養成漸進式慢跑的習慣是最好的，慢跑才能讓呼吸、心跳加快很多，啟動修復身體的基因和增加修復身體的幹細胞。若太老或因為一些原因不能跑，用走的也好，而且要快走，能走愈快就盡量走快一些。追求健康一定要靠自己努力，每週不妨至少做一百五十分鐘的運動，才能達到效果！

慢跑傷膝蓋是錯誤的觀念

「慢跑傷膝蓋」是許多人抱持的觀念，很多人因一次長跑或爬山而膝蓋疼痛，就以為慢跑傷膝蓋，也有不少醫生說跑步傷膝蓋，這個觀念是錯誤的。其實漸進式的慢跑訓練對身體來說非常好，也對膝蓋有益，但我必須再三強調，必須循序漸進地訓練。平常如果有在循序漸進訓練慢跑的人，膝蓋相關的韌帶或膝蓋中的半月軟骨習慣承受漸進式的壓放，軟骨的水分會更加飽和，膝蓋會漸漸增加可承受的運動強度和運動時間，膝蓋周圍的肌肉也會更有支持力。相反地，平常沒有養成運動習慣的人，膝蓋的承受度不高，如果今天突然去爬山、旅遊步行個一整天，容易因一次的過量活動而造成膝蓋受傷；有訓練的人同樣去爬山、旅遊步行個一整天，膝蓋可承受度高，反而無傷。

在漸進式的慢跑訓練當中，若要達到膝蓋強固的成效，需耗時較長的時間，甚至需要七、八個月，才會有明顯的改變。

不管是哪一項運動，在進行時都應留意要預防運動傷害和準備安全配備。每種運動所需要的配備各有不同，比如說：跑步時可以戴護膝來保護膝蓋，在大太陽底下跑步須防曬和戴護眼墨鏡，配合距離購買較輕量或適量的跑鞋。跑鞋和籃球鞋是不相同的，穿適合的跑鞋才不會受傷。

一般人只看到不當運動後造成膝蓋的傷害，就誤以為慢跑會傷害膝蓋，只有少數身體力行的人才會見證到膝蓋愈來愈強的改變。其實活到老需要動到老或跑到老，要從漸進式的訓練到養成定量的運動習慣，甚至培養防止運動傷害的素養，就可以讓膝蓋更強，活得更健康。

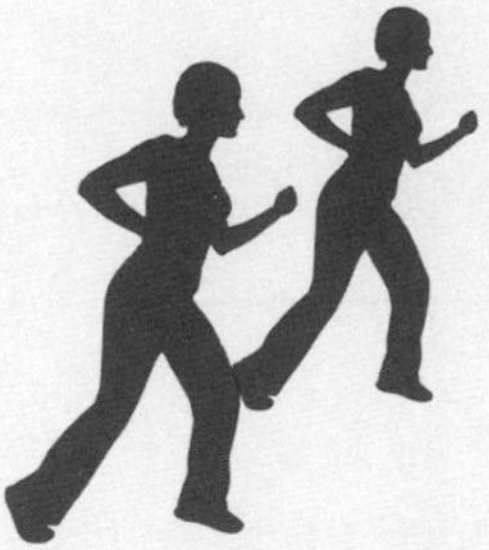

運動可將吃進肚子的能量，儲存到健康的位置

很多人都想減肥，尤其年紀愈大，身體的新陳代謝愈慢，吃進體內的能量很容易囤積，變成多餘的脂肪。但減肥不能只靠節食，絕不是吃得少就可以瘦下來。

以前的舊觀念是「能量的平衡」，吃進身體的熱量大於整體消耗的熱量會胖，吃進身體的熱量小於整體消耗的熱量會瘦。目前有個較新運動減重的觀念是：除了「能量的平衡」外，更強調能量進到身體裡，如何達到適當的「能量儲存」。

我們吃進身體的能量，有三個主要儲存的地方：肝臟、肌肉和脂肪。當儲存到肌肉，這屬於健康能量的儲存；當儲存到脂肪、肝臟，就是屬於過剩能量的儲存，過多脂肪囤積或脂肪肝會對身體產生不好的影響。

實驗已經證明，運動會改變能量儲存到健康的位置，但若是沒有運動習慣的人，過多能量的儲存就很容易進到脂肪、肝臟當中，造成肥胖和脂肪肝，對身體不好。相對地，若能夠保持持續運動的習慣，在運動過後四小時之內，主要能量的儲存會跑到肌肉。儲存在肌肉的能量可以快速地被使用掉，對身體不會有負擔，所以**多運動可以讓多餘的能量儲存到健康的位置，避免囤積脂肪**。

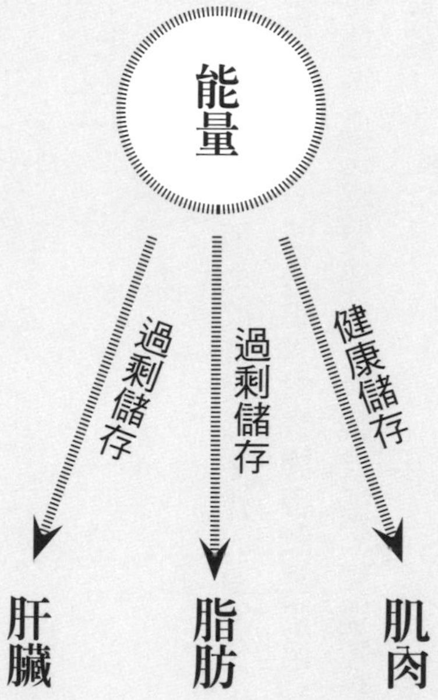

多運動有益於讓能量健康地儲存起來。

運動有益排便和排毒的功能

上班族長時間久坐，加上飲食沒有規律、運動少，長久下來就會產生腹脹、噁心、便秘等症狀。因為腸胃蠕動與自體活動度成正比，一般現代人運動量過少，導致腸道長時間處於半休眠狀態，腸道蠕動能力減弱，很容易出現消化相關障礙。

人體有許多的代謝廢物與食物中不能夠吸收的物質，概括來說，就是人體要排出體外的毒素或廢物。排泄毒素和廢物的途徑有三種：排便、排尿和排汗。

適當的運動不僅會改變腹肌收縮力，產生有變化的腹壓，而且自體的位移變化可讓腸胃系統有各式適度的壓放和震盪，促進胃腸蠕動和增加排便能力，因此，可以多做散步、慢跑、各式伸展運動或腹部按摩，來幫助促進腸胃蠕動和排便功能。

一般持續超過十到三十分鐘的有氧運動，會提高體溫，造成體表血管擴張，同時增加排汗的效果。運動中排出的汗水，除了水分與鹽分以外，還有許多的代謝廢物。

在運動後補充大量的水分，加上運動過程心輸出壓和血液灌流增加，腎臟灌流量增加而幫助排尿。

藉由排汗、排尿和大量的水分再補充，更能增加排毒的功效。

運動可防止姿勢不良或老化引起的背痛

大多數的老人家很容易有椎間盤退化的問題，造成背痛和老了變矮。

椎間盤的構造分為類似環狀的纖維外環及含液體的髓核。椎間盤中含有很多水分，當中的水分會隨年紀漸長而緩慢地減少、流失，所以年紀愈大，椎間盤水分流失愈多，椎間盤厚度相對漸薄，因此老人才會有老了反而變矮的現象。

很多老人家常有駝背的毛病，除了椎間盤的退化外，加上老化背部肌力的減弱，整體穩固脊椎周圍的肌力不平衡，而造成背痛和脊椎的變形。

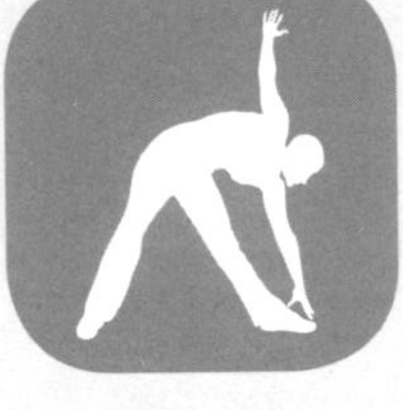

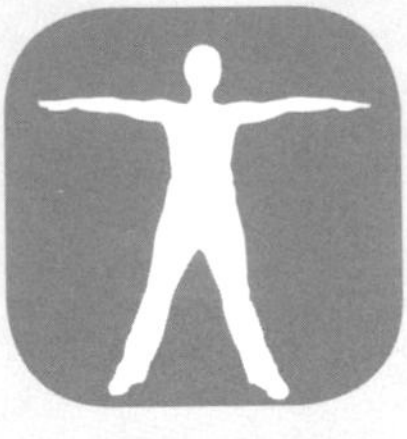

除了自然的老化，姿勢不正確也容易產生背痛。雖然除了睡覺時間外，想要時時維持正確姿勢很難，但可以提醒自己保持在放鬆的姿勢，減輕身體負擔。例如：頭的後方要有枕頭，可以讓脖子放鬆；手肘要有支撐，肩才能放鬆；背要有靠腰，才能放鬆。

原則上，正確姿勢可讓全身放鬆，但是，即便是正確、放鬆的姿勢，也不應保持太久，例如：坐在辦公室工作，每個小時一定要起來走動和伸展，只要稍不舒服，就應該時常變換姿勢。

養成各種伸展的運動習慣，能保持肌肉自然的伸展和放鬆，配合各式運動強化穩固脊椎的肌力，有助於避免背部的疼痛發生。常做各種伸展的運動再配合各式運動，可以防止姿勢不良或老化引起的背痛。

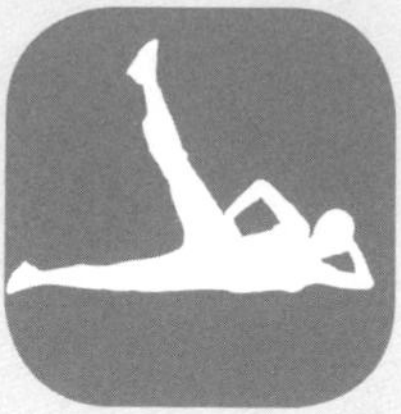

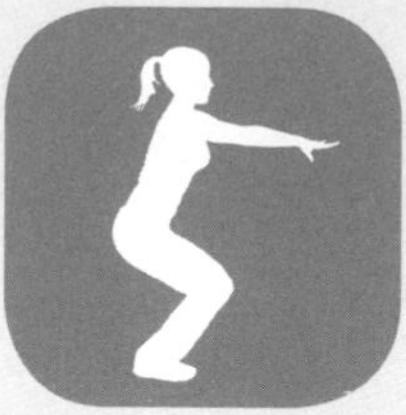

運動可防止肩頸痠痛

現代人因為運動量太少的關係，肌肉長期呈現不平衡的狀態，所以常會覺得痠痛不舒服。很多坐辦公室的人，經常出現肩頸痠痛，就是肩頸肌肉沒有正常伸展。好的肌肉應該是能放鬆時就放鬆，想用力時就非常有力量。若以適度的運動訓練或伸展肌肉，加上良好的睡眠，讓肌肉在夜間得以放鬆、修復，就能恢復肩頸肌肉的張力來防止肩頸痠痛。

肌肉的構造是「全有全無率」，一個肌原纖維收縮的時候就是完全的收縮，肌力呈現愈大時是愈多肌原纖維收縮；如果肌肉沒有正常伸展，部分肌原纖維無法放鬆而呈現緊繃狀態，長期下來就會覺得痠痛。按摩、拍打和熱敷可以幫助緊繃的肌肉部分地放鬆，但除了很有經驗的按摩師，否則按摩只是局部性短暫地推開肌肉。要達到全面性肌肉放鬆最好的方式，還是要靠自己做足量的伸展動作，以及上肢的節律性運動，這兩種運動可以有效防止肩頸痠痛。

現代人吃太多，運動量不足，每週至少需運動一百五十分鐘！

以前的人生活物資缺乏，為了獲得三餐溫飽，得下田工作或出外打獵，打個水都要走好遠的路，活動量很大。現代人在日常生活中消耗的能量和基本的活動量都明顯減少，所以若想回到人類最基本的活動量，就必須增加運動量。

維持身體最佳狀態一定要靠運動，每週至少要運動一百五十分鐘，也就是每週至少五次、每次運動至少三十分鐘，而且運動前、後都要搭配足夠的伸展做為暖身。運動最好規劃部分有氧運動，對強化心臟、防止腦部退化很有幫助，例如：跑步、騎單車這一類，運動起來會喘，心跳會加快，而且會流汗。

另外，最好搭配「反應性」的運動，例如：桌球、網球、籃球等各種球類運動，這類需要技巧、準確性的運動可以訓練腦、手的反應及協調。有句俗語說「頭腦簡單，四肢發達」，其實是不正確的，因為知識的吸收，要配合足夠的運動，才能讓腦部血液循環良好、腦部發展得更好。所以年輕人多運動，可以幫助注意力集中，唸書更有效率；老人家運動，則可以減少記憶衰退等問題。

十多年前有人提倡「三、三、三」的運動概念（每週運動三次、每次三十分鐘、每分鐘心跳一百三十下），以現今醫學研究來看是不夠的。美國心臟協會及很多專業醫學的最基本運動量都已經修正，建議現代人要維持最基本的運動量，則每週至少要運動一百五十分鐘，也就是大約每週至少五次、每次運動至少三十分鐘。但如果有肥胖、代謝症候群、三高（高血壓、高血糖、高血脂）或其他慢性疾病問題的人，由於其體質已變差了，若想讓身體變好，就要每週運動大於五次或每次運動多於三十分鐘，透過持續性的運動，每天藉由運動調節，讓身體回復到較正常的體質狀態。

雖然專家不斷提出各項運動的最佳公式，但最重要的是，每個人要找出自己最有興趣的運動方式，或者家人、好友可以一起從事的運動類型，不管平時工作再忙，絕對要挪出時間來運動，然後持之以恆地實行才行。

各類型運動兼顧，讓身體更平衡

日常生活活動：日常生活中少騎機車、坐車，能走就用走的，每天至少一萬步。

反應訓練：常做各式反應訓練的運動項目，可以訓練反應速度、肢體和自體的敏捷度、平衡能力，更會提升腦、手協調力。例如：桌球、羽球、網球等球類運動。

有氧運動：養成有氧運動習慣，可提升免疫力、增加心跳、強化心肺功能與促進腦部健康，甚至有助於增加深層睡眠、改善高血壓等，對身體的調整最為明顯。例如：單車、跑步、游泳等有氧運動。

阻力運動：幫助肌肉線條塑形、調整血糖。

伸展運動：例如：太極拳、瑜伽等。在進行有氧運動前、後，最好有另外五至十分鐘的伸展運動，以保護韌帶及關節，避免受傷，並放鬆肌肉。

少坐：能站就不要坐。坐在沙發上看電視久了，要常站起來活動。

各項運動當中，以有氧運動對身體的幫助最大，因為人體肺部裡面的微血管在平常不運動時用不到，呈現關閉狀態；但在運動時，由於肺部需要大量氧氣，微血管就會打通，讓肺部當中的氧氣增加。在有氧訓練中，游泳所需肺活量是較大的，每換氣一次，肺泡的交換率和氧合能力便會因訓練而提高；而跑步的過程中，因為一直在換氣，所以肺泡的交換率和氧合能力較游泳低，但是心輸出強度以跑步最強。

不管是什麼運動，只要能夠有足夠的運動量，都有特定的功效，若再配合均衡的運動，包括伸展運動、阻力運動、反應運動、心肺有氧等各類運動，將會是一個完美、均衡的運動習慣。

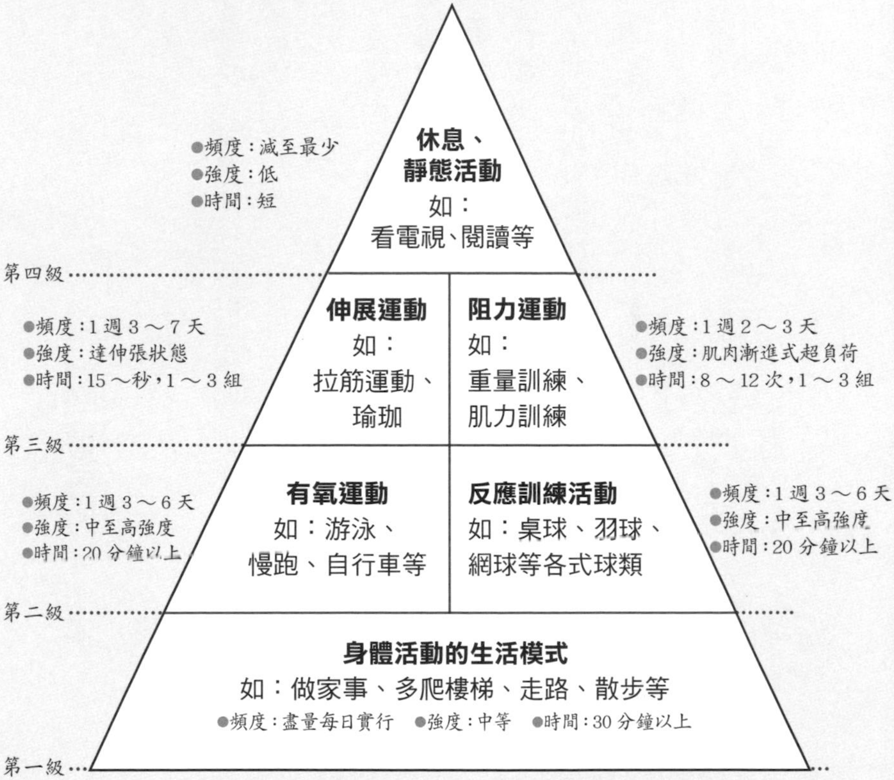
休息、
靜態活動
如：
看電視、閱讀等
●頻度：減至最少
●強度：低
●時間：短
第四級
伸展運動
如：
拉筋運動、
瑜珈
●頻度：1 週 3 ～ 7 天
●強度：達伸張狀態
●時間：15 ～秒，1 ～ 3 組
阻力運動
如：
重量訓練、
肌力訓練
●頻度：1 週 2 ～ 3 天
●強度：肌肉漸進式超負荷
●時間：8 ～ 12 次，1 ～ 3 組
第三級
有氧運動
如：游泳、
慢跑、自行車等
●頻度：1 週 3 ～ 6 天
●強度：中至高強度
●時間：20 分鐘以上
反應訓練活動
如：桌球、羽球、
網球等各式球類
●頻度：1 週 3 ～ 6 天
●強度：中至高強度
●時間：20 分鐘以上
第二級
身體活動的生活模式
如：做家事、多爬樓梯、走路、散步等
●頻度：盡量每日實行　●強度：中等　●時間：30 分鐘以上
第一級

運動平衡金字塔圖

運動習慣改變的四個層面

改變習慣大不易，而運動習慣改變可從個人、群體、環境及政策等四大層面來看。

第一是個人層面（Intra-person）：先找到自己有興趣的運動，然後說服自己、改變自己、克服自己的惰性，努力動起來。

第二是群體層面（Inter-personal）：找家人、朋友一起運動，加入運動社團一起運動，比較不會有惰性，同時有人一起分享運動後的喜悅。例如在美國，若小孩子要減重做運動，家長一定要一起運動或藉由團體治療，這種做法才有可能成功減重。

第三是環境的改造：有些公司設有運動後的淋浴空間、置放腳踏車的地方，或是允許員工在上班中，視身體狀況隨時去運動，等精神好轉，再回來工作，工作效率也提升了。

第四是政策層面：當然是希望政府能用政策支持，從整體環境到政策的制定，運動場館設施、腳踏車道、旅遊景點休閒活動愈多愈好。最好的全民運動習慣改造就是由政府帶頭，讓民眾願意假日往戶外走、做運動。

從自身開始到整體環境，若都能建立起運動的良好習慣，個人及企業主管、國家政府，都能從運動獲得極大的好處，相對地，國力也會提高。

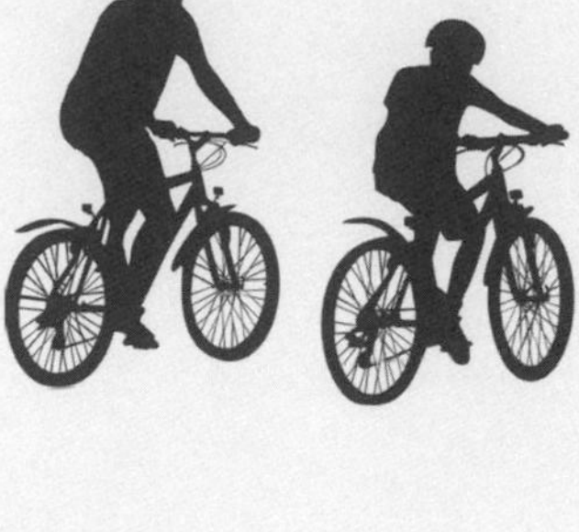

營養均衡再加上運動，才可排出多餘熱量

講到營養，均衡最重要，很多飲食指南都建議，在一日三餐中，要均衡攝取奶、蛋、魚、肉、豆類，以及堅穀、水果和蔬菜。但要如何達到身體的最佳平衡狀態？除了均衡的飲食外，一定要配合運動。每週至少要有一百五十分鐘的運動時間，也就是平均每週至少五天、每次三十分鐘。

透過運動，可以平衡我們攝取的營養，因為大量的代謝會讓多餘的營養或能量排掉，而只會將好的、該使用的營養成分抓進身體裡。例如：透過運動，身體的血糖調控會變得精準而敏感，很有效率，多餘的荷爾蒙也會因運動而從身體排出去。另外，多餘囤積的脂肪則可以透過運動，從身體轉換成能量用掉。

保持腦神經傳導分子的平衡，不容易肥胖

年紀愈長，新陳代謝愈變慢，體質也會改變，所以容易肥胖，男性容易有「中央型肥胖」——胖肚子，而女性在停經後也經常出現發胖的情況。這是因為人體的內分泌和腦神經系統強烈結合，中年後內分泌改變，影響了腦神經的神經傳導分子的平衡，容易造成體質改變，變成中廣身材。

要避免肥胖、維持健康，腦部所調控的代謝平衡很重要。人體神經的活動像放電，每當腦部釋放「抑制性神經傳導物質」時，神經放電就會比較平靜；當腦釋放「興奮性神經傳導物質時」，神經放電就會較興奮。例如：很多人說喝咖啡容易睡不著，因為咖啡就是一種「抑制性神經傳導阻斷劑」，會讓人變得比較容易因神經放電興奮而亢奮。

研究發現，肥胖的人「抑制性神經傳導物質」的作用比較多，而「興奮性神經傳導物質」的作用比較少，所以肥胖的人對呼吸、缺氧、血壓的反應

比較鈍，對於代謝反應也較遲鈍，因此不容易把能量消耗掉而蓄積在體內。這一種腦部神經傳導分子不平衡引起的肥胖，大部分都會胖在腰部。研究也發現，治療憂鬱症、焦慮症的藥物，是「抑制性神經傳導物質」，因為精神分裂患者會亢奮，必須抑制神經傳導，其藥物也會讓反應變鈍，造成精神病患肚子變大。

另外研究也發現，有些肥胖的人在吃東西時，釋放的「多巴胺」滿足神經傳導物質，會比正常人延後六分鐘達到滿足感，所以肥胖者會「多吃六分鐘」。很多人會藉由吃來滿足，愈吃愈胖，又繼續愈吃愈多，變成一種惡性循環。養成規律的運動習慣，則可以讓腦神經釋放分子達到較平衡的健康狀態，不容易引起肥胖，讓身體回復正常的機制。

心臟病患者要加強運動！

一般人的心臟疾病是如何發生的？起因在於，血管當中有一種「內皮細胞」，當老化、三高（高血壓、高血糖、高血脂）、自由基高、氧化壓力高，就會對血壓壁產生傷害，造成對內皮細胞的損害。一旦「內皮細胞」發生損害，然後慢慢發展成血管栓塞，將導致粥狀動脈硬化（俗稱「動脈硬化」）。動脈硬化產生之後，心血管壁就變得比較窄，逐漸使心臟冠狀動脈狹窄，接著有些血管壁會開始脫落；脫落的小血塊會隨著血流在血管裡流動，及腦血管動脈的小血管之間塞住。冠狀動脈是提供心臟供血的重要血管，如果塞住了就會造成冠狀動脈疾病，嚴重的話，則衍生為心肌梗塞的疾病。

如果心血管塞的部位在心臟就是心肌梗塞，塞在腦部是中風；若塞住之後血管破裂，則是腦溢血。目前治療心臟栓塞的方式，是施行氣球撐開術、配合置放防止栓塞塗料支架或冠狀動脈繞道手術。如果患者在進行手術之後沒有徹底改變體質，很容易會再度栓塞。

很多人動完心臟手術，怕心臟負荷太大而不敢亂動，其實這是錯誤的觀念。若心臟手術後不運動，心血管很容易又塞住了，所以，一般心臟病患者一定要養成運動習慣！很多各式手術後的病人，都需要靠運動治療來重建體能，尤其動了心臟手術之後，更需要加強運動。

復健的複雜度很高，會在偵測病人安全的範圍內，給予至少三個月的訓練期。通常會用有氧運動來復健，例如：固定式腳踏車，可以讓病患在運動的同時偵測血壓、心跳等指數，以漸進式的訓練方式，逐日加重運動的強度和時間。要一直訓練到病患的運動量和一般人一樣足夠，這代表病患可以在治療室完成大量的運動，就不必擔心返家後或在外面有體能不足的突發狀況，表示可以回歸正常的生活了。

鼓勵心臟病患者運動的原理是，運動可以讓血流量增快，「內皮細胞」就會產生「一氧化氮」，當一氧化氮釋放，就會讓血管擴張，保持血管的健康。所以醫生會鼓勵做過心血管手術的病人運動，靠運動增加一氧化氮及血流量，讓血管變健康。

倘若做完心臟手術後，因為擔心會再發作而不敢運動，幾乎每天只敢待在家裡，那身體肯定仍舊是原本的體質，必須仰賴生活習慣來徹底改正。許多裝了心臟支架的人，如果術後沒有運動，很容易在五年內再度心臟栓塞發作，又必須裝設更多的心臟支架，反而得不償失。

心血管疾病（包括有三高）、腦中風和癌症這三大類疾病，佔掉老人疾病約三分之二的比例。雖然癌症人人聞之色變，但每個人體內都有癌細胞，會視個人的健康狀況反應出來，部分癌細胞只要運動量夠，是可以被壓制住的。目前已知，運動對於阻止乳癌、肝癌、大腸癌和直腸癌都有絕對的幫助。

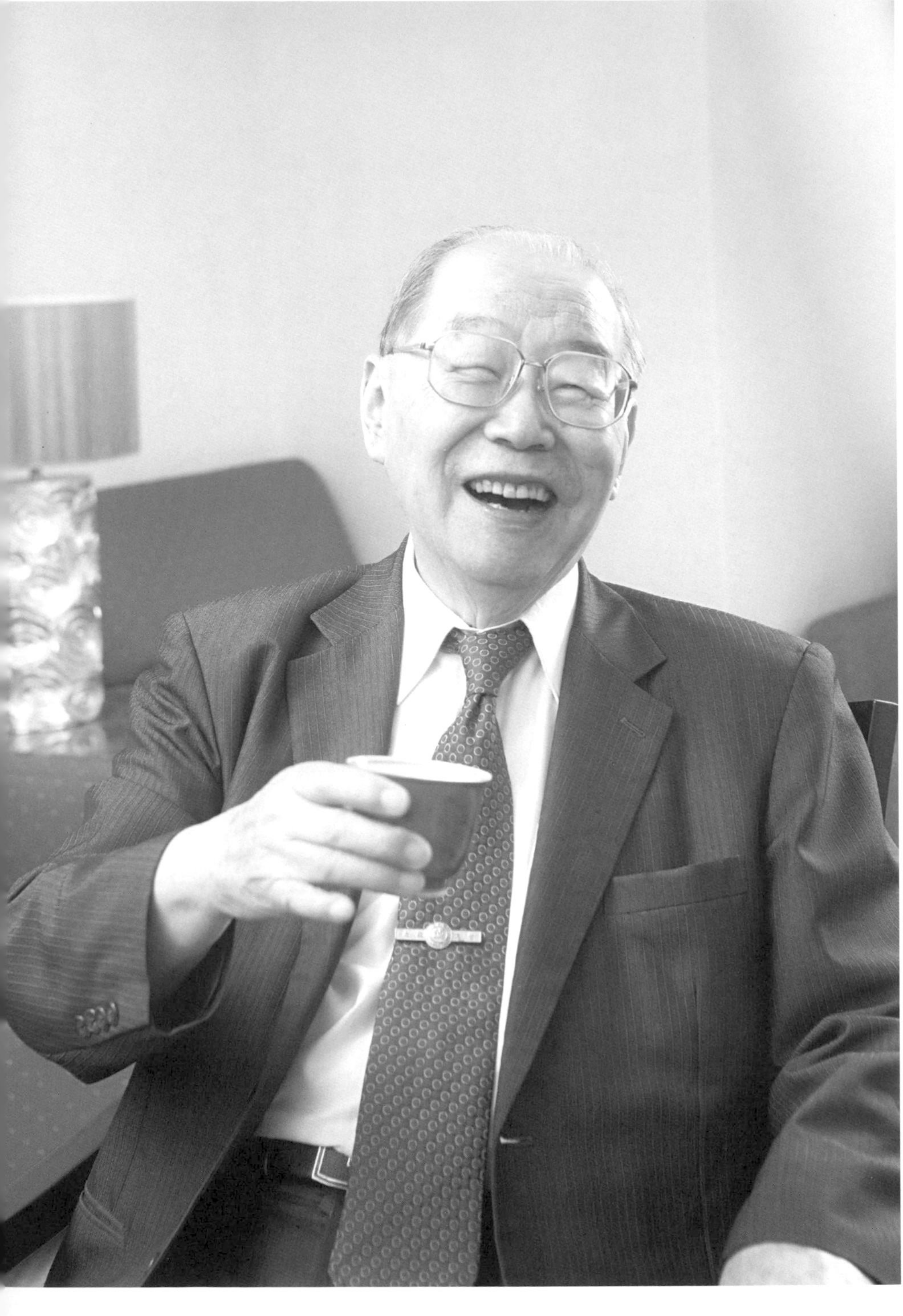

第三章

不老的秘訣：會吃

「病從口入」是中國老祖宗的至理名言，很多的病痛都是由於吃東西不慎而引起的，想要維持健康，也有賴於飲食的節制、注重營養的攝取。

要吃出健康，就必須考量自己的身體狀況，並且想想：

1. 吃喝什麼才健康？

2. 吃喝多少才健康？

3. 什麼時間吃才健康？

4. 什麼東西不要吃才健康？

我想很少人在吃喝時會去思考以上四個問題。「民以食為天」，痛痛快快地吃一頓飯是我們常常掛在嘴上的話，尤其在應酬的場合，更是「大吃大喝」、「大塊吃肉、大口喝酒」、「用力乾杯」，才算盡興。但是，「吃得太過」不僅是健康的大敵，也是「不老」的殺手，錯誤且沒有節制的飲食習慣，是損害健康的根源！

至於如何吃喝才能達到健康呢？我不是營養學家，但我依照個人多年來的經驗法則，將自己的飲食之道分享給大家。

掌握「一二三四五、紅黃綠白黑」原則

大陸著名的心血管疾病專家洪紹光教授，提出了「一、二、三、四、五、紅、黃、綠、白、黑」的飲食口號，我非常認同，每天的飲食內容也跟他的主張差不多。

「一」是每天喝一瓶牛奶。

「二」是每天吃二百五十～三百五十公克的碳水化合物。

「三」是每天吃三份「高蛋白」食物。

「四」是遵守四句話：有粗有細，不甜不鹹，三四五頓（少量多餐），七八分飽。

「五」是每天吃五百公克的蔬菜和水果。

「紅」是每天吃一個番茄。

「黃」是多吃紅、黃色蔬果。

「綠」是常喝綠茶。

「白」是常吃燕麥粉、燕麥片。

「黑」是常吃黑木耳。

因個人喜好問題，我不喝牛奶，但在五種顏色的食物當中，我每天都要吃一顆番茄、紅色或黃色蔬菜、燕麥粉與黑木耳。黑木耳的鐵質、鈣及維生素含量都非常高，對於血液循環、降血脂和排便都有很大的助益，且黑木耳價格便宜，買個一斤可吃兩個月，不管是料理或煮湯都很方便。

日常飲食中若能遵照這個「一、二、三、四、五、紅、黃、綠、白、黑」原則，營養均衡，身體一定會更健康。

培養正確的飲食習慣

也許你很喜歡吃某類東西，在三十幾歲以前，都沒有什麼問題，比如說我很喜歡吃辣的食物，但過了四十歲，常常吃辣就有問題了，等於是給自己的消化器官找麻煩、增加排泄的困難。

很多人一到中年，第一個毛病就是便秘或痔瘡，再來就是全身接二連三地出現其他的毛病，像是糖尿病、高血壓……等慢性病接踵而來，這些往往就是飲食錯誤引起的。

正確的飲食習慣可以預防疾病，而要如何判斷自己的飲食習慣是否健康？以下有個簡單的測試表給大家作參考。

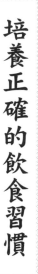

〈飲食健康診斷表〉

以下的題目，請選出符合您的答案：

1. 每天三餐都正常吃嗎？ □是 □不是 □不知道
2. 三餐進食時間固定嗎？ □是 □不是 □不知道
3. 注意每餐營養均衡嗎？ □是 □不是 □不知道
4. 從容不迫、慢慢地用餐嗎？ □是 □不是 □不知道
5. 吃飯細嚼慢嚥嗎？ □是 □不是 □不知道
6. 吃飯八分飽，不吃過量嗎？ □是 □不是 □不知道
7. 常吃米或麥類等穀物食品嗎？ □是 □不是 □不知道
8. 吃東西不挑嘴嗎？ □是 □不是 □不知道
9. 不愛吃辛辣刺激的食品嗎？ □是 □不是 □不知道
10. 不愛吃零食嗎？ □是 □不是 □不知道
11. 不常吃甜食嗎？ □是 □不是 □不知道
12. 不吃太鹹的食物嗎？ □是 □不是 □不知道
13. 不吃油膩的食物嗎？ □是 □不是 □不知道

14. 常吃青菜嗎？ □是 □不是 □不知道

15. 喜歡吃綠色食物嗎？ □是 □不是 □不知道

16. 喜歡吃海藻類食物嗎？ □是 □不是 □不知道

17. 每天吃不同種類的食物嗎？ □是 □不是 □不知道

18. 飯後略作休息，再開始工作嗎？ □是 □不是 □不知道

19. 喝酒適量嗎？ □是 □不是 □不知道

20. 不抽菸嗎？ □是 □不是 □不知道

【答案】是：＿＿＿個。不是：＿＿＿個。不知道：＿＿＿個。

十六個以上「是」：飲食習慣相當不錯，請繼續保持。

十一～十五個「是」：只要稍加努力，就可以讓飲食習慣上軌道。

十個以上「不是」：為了健康，請立刻改善飲食習慣吧！

十個以上「不知道」：不關心自己的健康，請認真改善。

配合自己的生理時鐘，只吃七分飽

早餐吃得飽，午餐吃得好，晚餐吃得巧，消夜、零食、點心完全不碰，是我的飲食習慣。

人的消化器官，包括胃和腸有一定的容納量。每個人情況不同，因男女性別、年齡而有差異；甚至同一個人早、午、晚三餐的容量也不相同，這是由於飲食習慣所致。

倘若一個人的晚餐本來吃得很簡單，有一個晚上突然因為應酬大吃大喝，超過平日的攝取量，那天晚上的睡眠也會受影響，容易睡得不安穩。要保持身體健康、防止老化，吃、喝都應該依照既定的習慣，任何一餐都不可暴飲暴食，否則會對健康有不良的影響，也會加快身體老化的速度。

我每天三餐時間固定、定時定量，早晨運動完吃早餐，午餐在十二點半左右，晚餐在七點左右。配合自己的生理時鐘進餐，才可以讓體內新陳代謝正常運作。

我的三餐飲食內容也大同小異：早餐看太太準備什麼，就吃什麼，通常是一碗稀飯，配一點小菜和水果，還有一杯豆漿。午餐和晚餐則各吃半碗飯，我覺得飯不要吃太多，但一定要吃，因為米飯提供碳水化合物，可以供給身體需要的能量。

中餐和晚餐我通常各吃半碗飯，通常會配一個葷菜，例如青菜炒肉絲、豆干，然後餐桌上一定有兩碟青菜，加上一碗湯、一些水果，藉由多吃蔬菜、水果，可以增加飽足感，讓排便更順暢。

很多老人家怕喝湯，我認為只要別太鹹、太油就可以，我自己比較常喝清淡的青菜湯。很多老人家牙齒不好，例如肉、蔬菜的纖維太多咬不動，其實可以試試把它們煮軟溶到湯裡，藉由多喝湯來吸收食材的營養。甜的湯品我也不忌口，但盡量少吃。

多年來，我始終維持每餐只吃七分飽的習慣，有人請我上餐館吃飯，我多半來者不拒，但同樣只吃七分飽。吃太飽會讓腸胃很不舒服，也讓整個人的思緒變遲鈍。

國外有些研究發現，如果只吃七、八分飽，可以活化腦中的長壽分子，讓人有個青春的頭腦。日本研究家還有做過一個實驗，讓一百隻猴子隨意吃飽，另外再找一百隻猴子做對照組，每餐只吃七、八分飽，定量供應。經過二十年觀察，兩組猴子外觀有很大的差異，任意吃到飽的猴子有皺紋，而且身體會脫毛；限制每餐食量的對照組猴子，皮膚毛色則非常漂亮、茂密；此外，吃到飽的猴子死亡率竟高達百分之三十七，每餐只吃七、八分飽的猴子死亡率為百分之十三。

我每餐只吃七分飽，不僅可避免攝取過多的熱量，也可以保持活力，有更多體力和精神做其他的事，例如閱讀、運動……等等，好處太多了。

吃得均衡，不偏食

關於吃，我有一個理論，身體為了維持正常運作，需要攝取各種能量，因此不要專挑自己喜歡的東西吃。我幾乎什麼都吃，不會刻意挑食，只要不是太辣、太刺激的食物就可以。

「偏食」是疾病與體力衰退或不足的重要根源，一旦飲食失衡，輕則身體發育不正常，嚴重的話會引發不同的疾病，人也容易衰老。素食者容易缺乏維他命B_{12}、維他命D和礦物質鐵、鋅、鈣，因此要特別注意從豆類及植物油中補充脂肪，以維持身體健康。

仔細分析一下我們平常所吃的食物，成分不外乎是蛋白質、脂肪、碳水化合物、礦物質、維生素和水分，這些是維持人類生理正常運作的組成要素。

穀類：以碳水化合物為主，包括米、麥等。

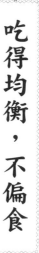

豆類：以蛋白質為主，包括大豆、豌豆等。

家畜：以脂肪為主，包括豬、牛、羊等，含有相當數量的蛋白質，尤其是動物的乳汁內。

家禽：以脂肪和蛋白質為主，包括雞、鴨、鵝等。

魚類：以蛋白質和礦物質為主，包括淡水和海水魚。

蔬菜：以礦物質和維生素為主，包括各種綠色葉蔬菜與根菜。

水果：以維生素為主，包括各種軟硬果實、果仁。

根據行政院衛生署二〇一二年七月公布的最新「國民每日飲食指南」指出，均衡的飲食必須每日攝取足夠份量的各類食物，包括：

全穀根莖類：一點五～四碗。如米飯、麵食、甘藷等主食，主要供給醣類和一些蛋白質。

豆、魚、肉、蛋類：三～八份。如蛋、魚、肉、豆腐、豆腐干、豆漿都含有豐富的蛋白質。

低脂乳品類：一點五～二杯（一杯為二百四十毫升）。如牛奶及發酵乳、乳酪等奶製品，都含有豐富的鈣質及蛋白質。

油脂與堅果種子類：三～七茶匙或堅果種子類一份。如炒菜用的油及花生、腰果等堅果類，可以供給脂肪。

蔬菜類：三～五碟。深綠色與深黃紅色的蔬菜，例如：菠菜、甘藍菜、胡蘿蔔、南瓜等所含的維生素、礦物質比淺色蔬菜多。各種蔬菜主要是供給維生素、礦物質與纖維。

水果類：二～四份。水果種類繁多，主要提供維生素、礦物質及部分醣類。建議每人每天兩個。水果和蔬菜都是提供維生素和礦物質，但其所含的維生素和礦物質的種類並不相同，所以不可互相取代，或省略其中一項。

吃乾淨的食物，喝乾淨的水

在台灣，由於農作物大量生產，噴灑殺蟲劑和農藥的情形也相當普遍，因此，食物安全早已成為大家十分關注的話題。

我的三餐幾乎都是由太太一手打理，在料理的過程中，她非常注重食物的清洗與去除殘留化學藥劑。蔬菜、水果買回家以後，她總是多洗幾遍再上桌，水果洗完之後還要把果皮削掉，如此一來，可以避免把殘留的農藥吃進去，也杜絕把土壤中的微生物、黴菌給吃下肚的機會。

很多人習慣將蔬菜、水果浸泡在水中，加上鹽水浸泡，以為浸得愈久，殘留的農藥愈少，其實不然；泡得過久，其中重要的維生素、礦物質也會流失，建議泡個五到十分鐘就足夠。

大多數專家都建議用大量清水沖洗蔬菜、水果，不但可以將殘存在蔬果皺摺處的砂土以及髒污去除，也有助於將水溶性農藥從蔬果中釋出。

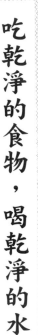

葉菜類如：小白菜、菠菜、A菜、青江菜等，要切除根部，再分開葉片仔細沖洗。包葉菜類如：高麗菜、包心菜、美生菜等，則要去除外葉，剝開一片一片沖洗。連皮食用的蔬果如：小黃瓜、茄子、苦瓜、秋葵等，可用軟毛刷刷洗。削皮類的蔬果如：蘿蔔、冬瓜、梨子、蘋果、葡萄，則應該先清洗後再去皮。

不乾淨的食物，也包括沒有煮熟或腐敗的食物。平常最好吃煮熟的食物，盡量少吃生食，例如生魚片、生菜沙拉的食用量就要節制。

如果吃到不潔的食物，容易引發食物中毒，對健康造成傷害，務必小心。

此外，喝沒有煮沸過的水，其實就是喝下了不乾淨的成分。生水含有各種各樣對人體有害的細菌、病毒和人畜共患的寄生蟲，很容易引起急性胃腸炎、病毒性肝炎、傷寒、痢疾及寄生蟲感染。我們飲用的自來水，自來水廠都會加入氯，以達到消毒滅菌的功用。氯處理過的水中會分離出對人體有害的物質，若水未煮沸，水中的有害物質不會消除。有些專家更指出，喝未煮沸的水，可能會讓罹患膀胱癌、直腸癌的可能性增加百分之二十一～三十八！

適量飲用茶和咖啡

多年來，我養成了喝烏龍茶的習慣。醫學研究發現，烏龍茶含有多酚類及抗氧化劑，有增進骨質密度、強化記憶力、幫助降低體脂率、抑制膽固醇上升、提高身體代謝能力、活化自律神經與減輕壓力等好處，是非常好的飲品。

烏龍茶冷熱皆宜，我每天大約喝個五百西西左右，用茶杯回沖數次，口味不會太濃，合宜就好。對於茶葉品種我也不講究，平常多半喝幾百元的烏龍茶，有人送幾千元一兩的，我也大方接受。紅茶、綠茶對老人家的腸胃較不好，所以我比較不喝。

除了烏龍茶外，有空的話，我每天下午會幫自己沖泡一杯咖啡。現代醫學研究指出，咖啡中含有蛋白質、醣類、維生素B2、菸鹼酸及礦物質鉀等營養成分，咖啡當中的咖啡因、單寧、亞油酸和生物鹼等成分對人體健康也有益，其中，咖啡因的含量比茶葉高出二至三倍，會讓人更有精神。不過專家也建議，咖啡的攝取量，一天以不要超過三杯為限。

一般來說，喝黑咖啡比較好，但我習慣要加糖和奶精，這是因為年輕時候物質缺乏，以前咖啡、糖、奶精都是難能可貴的高級品，所以喝咖啡時加奶精、加糖，心情就會特別好。咖啡濃郁的香味讓人著迷，在沖泡的過程中，還可享受悠閒、輕鬆的氣氛，讓我在下午工作空檔時可以放鬆心情，達到消除疲勞的作用。

多吃鹼性食物

人體的酸鹼值應該盡量維持在弱鹼性，倘若體質偏酸，很容易造成新陳代謝失調。因此，許多養生專家鼓勵大家多吃鹼性食物，每日飲食的酸性食物和鹼性食物的比例最好維持在一：三，保持血液的弱鹼性，不但能增強體力，也能預防高血壓、高血脂症、肥胖等問題。

常見的鹼性食物如——

豆類：豆腐、紅豆、大豆、扁豆、四季豆、豌豆莢、乾豌豆。

蛋類：蛋白。

乳製品：牛奶、冰淇淋。

蔬菜類：牛蒡、馬鈴薯、胡蘿蔔、白蘿蔔、萵苣、菠菜、洋蔥、生薑、甘藍菜、南瓜、竹筍、地瓜、胡瓜、茄子、黃瓜、荸薺、大頭菜、芥藍菜、芹菜、花椰菜。

水果類：西瓜、蘋果、橘子、檸檬、香蕉、草莓、梨子、葡萄。

菇蕈類：香菇、松茸。

海藻類：海帶、裙帶菜。

飲料：葡萄酒、咖啡、茶。

常見的酸性食物如——

奶蛋豆類：蛋黃、奶油、起司、油炸豆腐、蠶豆。

海鮮：小魚乾、魷魚、蛤、牡蠣、蝦、海苔、干貝、鮑魚、鮭魚。

五穀類：白米、大麥、小麥、燕麥、麵包、餅乾、麵條。

肉類：雞肉、豬肉、牛肉、火腿。

點心：西點、糕餅。

飲料：啤酒、清酒。

少鹽飲食，延年益壽

早年物資匱乏，食鹽是管制物品，所以不少老一輩的人受到舊有觀念影響，在食物中添加食鹽就覺得格外美味。但是為了健康著想，這個觀念一定要改過來。

鹽的成分就是氯化鈉，鈉對人體來說是必要的，可是不能過多，否則不只增加心臟的負擔，腎臟也會受到影響，過多的鹽會導致閉尿、閉汗，引起體內水分堆積。尤其年紀大的人，常因為飲食中過多的鈉，更加重高血壓的惡化，成為高血壓、腦溢血和心臟病的無形殺手。

現代人的飲食過剩，市售的麵包、麵、湯……也常添加過量的鹽分，為了避免在無形之中攝取過量的鹽，養成清淡口味的飲食是必要的。想改掉「重鹹」的習慣，可以用逐步養成法，每次減少一些鹽，或改用其他調味品。在飲食上，也要注意：

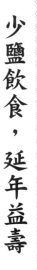

1. 專家建議，每人每天的食鹽攝取量為五公克，約一茶匙。
2. 少吃鈉含量高的調味品，如：鹽、味精、醬油、烏醋、甜麵醬、豆瓣醬等。
3. 少吃罐頭及加工食品（鹽漬、燻製、滷製品……），盡量選擇新鮮的食物。
4. 盡量少吃鹽多、營養不均衡的速食。
5. 如果吃鈉含量高的食品，如：麵線、油麵、蜜餞、紫菜、海帶、芹菜、胡蘿蔔……時，吃的份量要控制。
6. 少吃鹽漬食物，若要食用，先以開水沖洗或稀釋。
7. 食物沾醬油或淋醬油時，先以高湯、檸檬汁、白醋等稀釋後再食用。
8. 烹調時盡量使用高湯、植物油，少用刺激性的辣椒、咖哩、胡椒等調味品，多使用蔥、薑、蒜、檸檬汁、砂糖、醋、肉桂等調味品，不但可減少食鹽攝取量，而且還能保有菜餚的味道鮮美。
9. 不論是什麼湯，均含有較多的鹽分，所以不要喝太多，吃麵時也不要把湯喝光。
10. 外食多半多油、多鹽，因此盡量在家自行開伙。外食時，少喝湯汁、少吃醃製食品。

每天三餐，肉類、蛋白質不可缺

我每天早餐一定會喝一杯豆漿，大約三百～四百西西，在每天的菜色當中，也一定要有點葷菜，烹調方式不限制，多半是吃青菜炒肉絲。中飯、晚飯則一定要吃一點肉，甚至偶爾會吃點較肥膩的三層肉、爌肉。雖然有些人反對年紀大的人吃肉，但我覺得自己不吃不行。活到九十五歲，偶爾享受一下吃東西的樂趣還是很重要的，心情上會很舒服。

老人家的牙齒不好，飲食以清淡為原則，肉類可以不用吃很多，但每餐一定要吃個一小塊肉，大約二、三兩的份量，魚肉也可以。

如果當天不吃肉的話，我也一定要吃蛋。米飯是碳水化合物，可以提供身體能量和力氣；而蛋、肉就是蛋白質，會讓細胞的新陳代謝比較好，對皮膚也很好。

我現在九十五歲了，皮膚還是很有彈性，沒什麼皺紋和斑點；很多老人家皮膚失去光澤也鬆垮垮的，看起來比實際年齡還老，很可能就是蛋白質攝取不足造成的。

很多老人家會說：「哎呀，我牙口不好，肉咬不動。」這時候可以改變烹調方式，攝取身體該有的營養素。例如：雞蛋的做法可以更多元，改為蒸蛋、蛋花湯的煮法，或是把肉、菜切成小塊，加在湯裡煮爛一點，讓牙齒不好的老人，一樣可以吃得到均衡的營養。

行政院衛生署建議，成人的蛋白質攝取量應該佔每天飲食的百分之十二～十四，老年人一天大約需要五十～六十公克的蛋白質才夠，因此，來自動物與植物的蛋白質都應該要均衡攝取。尤其年紀愈大，愈應該增加蛋白質的補充。一旦上了年紀，身體機能開始衰退，若蛋白質攝取不足，長久下來，會造成免疫力下降、身體變得虛弱無力，導致肌肉量減少。

很多老年人因為牙齒不好、嚼不動食物而減少吃肉，導致蛋白質攝取不足，造成「肌少症」。「肌少症」的問題這幾年愈來愈被重視，是指身體肌肉變少，肌力變弱，體能表現變差。比如說，以前一分鐘可走三十公尺，因肌肉量減少，加上缺乏運動，身體變得很虛弱，一分鐘可能走不到十公尺，就全身氣喘吁吁。

人老了之後，身體機能開始退化，加上運動量變少，飲食上若再限制蛋白質攝取，肌肉會萎縮得更快。因此，到了一定年紀，更不應減少蛋白質的攝取。攝取足夠的蛋白質，可改善肌肉萎縮。

控制飲食中的膽固醇

在我每天的餐桌上，一定會有蛋類和肉類，不過我吃的量很有節制，不會出現膽固醇過高的問題。

膽固醇是一種類似脂肪的複合體，由肝臟製造，或來自所攝取的食物。膽固醇在血管的強化和維持上擔任重要的任務，它也是製造副腎皮質荷爾蒙及性荷爾蒙、消化酵素的膽汁酸材料，是人體不可缺少的物質。但是，如果膽固醇太多，就會造成動脈硬化、中風等疾病。

膽固醇一般存在於動物性食物中，尤其動物內臟多含膽固醇，動物脂肪、肉類、蛋黃、油炸食物所含膽固醇，通常也較一般食物高。因此，控制膽固醇，要從控制飲食開始。

控制膽固醇，有以下幾種做法：

1. 充分了解日常生活食物中膽固醇的含量，在選購食物及進餐時，作出明智的選擇。

2. 內臟類、卵黃類（蛋黃、魚卵、蟹黃、蝦卵），含有高膽固醇，要減少攝取量。

3. 紅肉（如牛肉、羊肉、豬肉）及香腸、培根製品有較高膽固醇，可用瘦肉、魚肉、去皮的家禽肉代替。

4. 少吃含膽固醇過高的海鮮類，如：蝦、蟹、蚌、魷魚、花枝、章魚、干貝、鮑魚等。

5. 烹調用油盡量使用不飽和脂肪酸高的植物油。

6. 吃高膽固醇食物時，應增加纖維食物的攝取，如豆類、麥片。

7. 肥胖的人容易加速人體膽固醇合成，因此要維持理想體重。

8. 少喝酒、戒菸，經常運動及抒解壓力，可減少體內膽固醇。

食物中膽固醇含量表（每一百公克食物含量）

食物名稱	含毫克數	食物名稱	含毫克數	食物名稱	含毫克數
蛋白	無	黃魚	九十八	蟹	一六四
海參	無	火腿	一〇〇	花枝	一八〇
海蜇皮	二十四	豬排骨	一〇五	蛤	一八〇
全脂牛奶	二十四	牛肉	一〇六	鰻魚	一八六
羊肚	四十一	羊肉	九十~一〇七	白帶魚	二四四
瘦豬肉	六十	豬肉	一一〇	奶油	三〇〇
山羊肉	六十	牛油	一一〇	墨魚	三四八
白魚	六十三	鴿	一一〇	豬腰子	三八〇
兔肉	六十五	鯧魚	一二〇	全蛋	四五〇
草魚	八十五	起司	一四〇	青蚵	四五四
鮭魚	八十六	牛心	一四五	魚肝油	五〇〇
比目魚	八十七	牛肚	一五〇	魷魚	一一七〇
鯽魚	九十	豬肚	一五〇	蛋黃	二〇〇〇
雞	六十~九十	豬腸	一五〇	內臟	二〇〇〇
鴨	七十~九十	蝦	一五四	豬腳	六二〇〇

多吃「好食物」

美國有一句諺語：「You are what you eat.」（你吃什麼，就像什麼），也就是說，你選擇入口的食物，攸關你的健康、壽命。所以，要活得好又長壽，需要慎選入口的每一道食物，盡量挑選「好食物」。

人一天三餐，想一想，一年就有一千多個機會，讓你改變自己的身體。你想要變成看起來比實際年齡還年輕？還是要成為體虛氣弱的病人？就看你是否能夠好好看待自己吃下的每一餐、每一口食物。

大多數營養專家都建議我們在日常生活中要吃多種食物，來保持健康，擁有活力充沛的精神，而一些天然食物，包括蔬菜、水果、全穀類、魚類、核果和低脂牛奶，正是帶給我們能量的超級食物。

以下便是一些常見的好食物，以及它們對身體的功效。

功效	食物
解暑熱	綠豆、菇、黃瓜、冬瓜、西瓜、椰汁、黃豆、茶葉、番石榴葉
止喘	豆豉、南瓜子、梨子汁、杏仁、枇杷
止咳	甘蔗、梅、桃、梨子汁、香蕉、櫻桃、杏仁、檸檬茶、枇杷、蜂蜜、芝麻、蒜、薑、冬瓜、百合根、豬肺
化痰	蘿蔔、韭菜、洋蔥、絲瓜、蔥、蒜、薑、梨子汁、柿子、烏梅、柳橙、髮菜、海蜇皮、胡椒
清肺、補肺	西洋菜、柿餅、白木耳、蓮藕、枸杞、枇杷、荔枝、桃子、柚子、蘿蔔
開胃	芥菜、洋蔥、薑、木瓜、蘋果、李子、烏梅、山楂
助消化	洋菇、冬瓜、番茄、紅豆、芥菜、洋蔥、馬蹄、薑、豆腐乳、皮蛋、木瓜、鳳梨、柚子、百香果、奇異果、蓮霧、桑椹、檸檬
健脾胃	紅棗、山藥、紅豆、蠶豆、地瓜、玉米、高麗菜、花生、蒜頭、柿子、牛肉
消積食	豆豉、蘿蔔、韭菜、洋蔥、蒜、番石榴、山楂、茶葉
益腸胃	黃秋葵、花椰菜、胡蘿蔔、高麗菜、苦瓜、包心菜、芋頭、馬鈴薯、黃豆、香菇、草菇、蒜、黑棗、蘋果、芒果、梨子、香蕉、柚子
補胃弱	扁豆、番茄、辣椒、茴香、桑椹、牛肚、豬肚、鱸魚
暖胃腸	荔枝、椰汁、薑、辣椒、胡椒、草魚、鰱魚、豬肚

清胃熱	蘿蔔、鹽水
清腸熱	蓮藕汁、西瓜、香蕉、楊桃、白木耳、絲瓜、空心菜
降肝火	金針菜、芥菜、花椰菜、冬瓜、苦瓜、木耳、枸杞
止腹痛	萵苣、芥菜、薑、荔枝
止腹瀉	豌豆、扁豆、黃瓜、蠶豆、芋頭、辣椒、蘋果、蓮子、栗子、櫻桃、鯽魚、茶葉
助通便	四季豆、紅豆、地瓜、韭菜、黃秋葵、竹筍、花椰菜、芹菜、蘿蔔、苦瓜、黃豆芽、山藥、髮菜、糙米、白木耳、蜂蜜、芝麻、鳳梨、香蕉、柑、柚、葡萄柚、草莓、桃、梨、柿子、蓮藕
止便血	美國芹菜、空心菜、葡萄、柿、豬肺、鯽魚
醒酒	甘蔗汁、西瓜汁、李子、橄欖、烏梅、金棗、柚子、蓮藕、番茄、胡蘿蔔、豆腐、蜆
強肝	豌豆、綠豆、花茶、墨魚、鱸魚
消炎	西瓜汁、橄欖汁、桃仁、烏梅、麻油、蜂蜜、豬肉、九層塔、鹽水、茶葉
止血	美國芹菜、結球萵苣、蓮藕汁、鹽水、白木耳、豬心
解毒	韭菜、黃瓜、絲瓜、茄子、蘿蔔、茭白筍、油菜、南瓜、蔥、薑、黃豆、綠豆、紅豆、鹽、茶葉、梅子、髮菜、蜆、鯽魚
療痔瘡	柿餅

功效	食物
消腫	干貝、髮菜、海帶、海藻、紫菜、蒜、韭菜、冬瓜、西瓜
消淋巴腺腫	芋頭、蚵、海帶、干貝
消甲狀腺腫	干貝、蚵、海帶、紫菜、海藻、芋頭
促傷口癒合	豬肚、瘦肉
去瘀血	韭菜、酒、桃
治神經衰弱	金針菜、四季豆、油菜、毛豆、洋蔥、蓮藕、香菇、核桃、紫蘇、海帶、牡蠣、豬腦
治頭痛頭暈	龍眼、荔枝殼（煮湯）、鰱魚頭
安神經失眠	龍眼乾、棗湯、蓮子、核桃
鎮靜	紫蘇、花椰菜、胡蘿蔔
消除疲勞	蒜、黃豆、毛豆、山藥、蘆筍、番茄、地瓜、青花菜、豆芽、芹菜、高麗菜、洋蔥、青椒、四季豆、芥菜、草莓、葡萄、蘋果、梨、柑橘、桃、鳳梨、枇杷、葡萄柚
增加抵抗力	牛蒡、大白菜、猴頭菇、山藥、青椒、韭菜、胡蘿蔔、油菜、南瓜、洋蔥、苦瓜、地瓜、草莓、奇異果
淨血	紅豆、白木耳、小黃瓜、青椒、胡蘿蔔、地瓜葉、梨、菠菜、枇杷、鮪魚

補血	肝類、豬血、鱔魚、章魚、牛血、海參、蜆、蛤蠣、髮菜、金針菜、蓮藕、番茄、胡蘿蔔、四季豆、芹菜、花椰菜、青椒、菠菜、紅鳳菜、油菜、紫蘇、櫻桃、蘋果、香蕉、梨、荔、葡萄酒
降血壓	茄子、番茄、大黃瓜、空心菜、玉米、西洋菜、芹菜、胡蘿蔔、茭白筍、蘆筍、空心白菜、油菜、馬鈴薯、洋菇、燕麥、柿子、山楂、蘋果、芒果、奇異果、番石榴、海帶、紫菜、海藻、淡菜、干貝、鮑魚、海參、海蜇皮、豬腰、杜仲湯
升血壓	蒜、蔥、南瓜
防血管硬化	木耳、牛蒡、黃豆、茄子、蓮藕、芹菜、蘆筍、油菜、洋蔥、玉米、菠菜、海藻、鮭魚、牡蠣
降膽固醇	地瓜、大白菜、花生、燕麥、香菇、番茄、黃秋葵、芹菜、竹筍、蓮藕、鮪魚、秋刀魚、鯖魚、帶魚
補筋骨	枸杞、鱸魚、香魚、海帶、葡萄、青江菜、芹菜、結球萵苣、油菜
補中氣	紅棗、黑棗、黃豆、花生、地瓜、豌豆、牛奶、牛肉、豬肚、雞、鴨、鵝、鯧魚、鰱魚、鱸魚
補腎	芝麻、枸杞、桑椹、葡萄、高麗菜、韭菜、地瓜、墨魚
去風濕	黃豆燉豬蹄筋或雞爪、黑豆燉山雞或豬腳、鱔魚、蛇肉、辣椒、小茴香、八角、松子仁、桑椹、木瓜、薏仁、絲瓜、萵苣
消水腫	紅豆、黃豆、冬瓜、花生、木瓜、海帶、海藻、鯉魚、鯽魚

功效	食物
利尿	萵苣、山東大白菜、金針、洋菜、芹菜、南瓜、黃瓜、冬瓜、蓮藕汁、花椰菜、玉米、胡蘿蔔、茭白筍、綠豆芽、地瓜葉、蠶豆、綠豆、紅豆、髮菜、西瓜、香瓜、甘蔗汁、梨、葡萄乾、蓮霧、蘋果、海藻、鯉魚、鯽魚
明目	肝類、蛇膽、鮑魚、魚類、肉類、牛奶、枸杞、木耳、芝麻、海苔、豆類、糙米、南瓜、玉米、韭菜、四季豆、深綠色蔬菜、黃紅色水果、菊花茶
美齒	魚類、小魚干、魚肝油、肉類、軟骨、牛乳、洋菇、海草類、蔬菜、水果類
止牙齦流血	萵苣、芥藍菜、菠菜、西洋菜、苜蓿葉、美國芹菜、蓮藕、豬肺
治喉症	蘿蔔、橄欖、梨汁、鹽
助嗓音	蜂蜜、雞蛋、納豆、奶油、麻油、魚肝油、豆腐、芋頭、地瓜、花生、胡蘿蔔、綠色蔬菜、魚類、貝類、肉類、海草類
治療面皰	綠豆粉（外敷）、蛋白（敷臉）、檸檬（對切開，連皮帶肉摩擦皮膚）
消除青春痘	小麥粉、胚芽、豆類、脫脂奶粉、海苔、魚、貝、蛋、肝、番茄、胡蘿蔔、深色蔬菜、水果
滋潤肌膚	蜂蜜、牛奶、羊奶、豬皮、海參、蝦、魚、蛋、肉、小魚干、軟骨類、海藻、杏仁、芝麻、白木耳、香菇、黃豆、豆苗、豌豆莢、深色蔬菜、花生、蘋果、百香果、草莓、葡萄柚

美白皮膚	黃瓜、番茄、綠豆芽、葉菜類、海藻、柑橘類、草莓、葡萄、檸檬、鳳梨、牛奶、養樂多、優酪乳
除黑斑	肝、大豆粉、脫脂奶粉、海藻、蚵、蛋、魚、肉、蔬菜
臉色紅潤	葡萄、深色蔬菜、馬鈴薯、豆類、小麥、海帶、豬血、鴨血、蝦、貝、魚、肝、牛肉、牛奶
防掉髮	龍眼肉、芝麻、花生、大豆粉、髮菜、魚、蝦、貝、肉、肝、蛋、牛奶、麻油、花生油、胚芽、海帶、洋菜、胡蘿蔔、菠菜、茄、馬鈴薯、綠色蔬菜
使頭髮烏黑	芝麻、髮菜、香菇、南瓜子、淡菜、青椒、椰汁、石榴
調理經痛	老薑紅糖湯、荔枝乾、桃仁
減肥	牛蒡、胡瓜、芥藍菜、竹筍、冬瓜、綠豆芽、地瓜、洋菇、洋菜、蓮藕粉、海帶、海草類、魚、蝦、貝、酪梨
防癌	豌豆、蘿蔔、胡瓜、芥菜、青江菜、花椰菜、番茄、玉米、苦瓜、蘆筍、胡蘿蔔、油菜、竹筍、地瓜、菠菜、牛蒡、猴頭菇、枸杞、大棗、烏魚、奇異果、香蕉、芒果
益壽防老	黑棗、核桃、胡桃仁、山楂、花粉、芝麻、葵花子、羅漢果、黑木耳、白木耳、黑豆、蓮子、香菇、松子仁、花生、海參、鰻魚、海帶、紫菜、玉米油、龍眼、酪梨、葡萄、桑椹、蒜、蘿蔔、紅薯、青江菜、高麗菜、韭菜、青花菜、黃豆

順應時節，多吃當季的蔬菜、水果

我覺得年紀愈大，更要攝取蔬菜和水果。有些人會每天打果汁、精力湯喝，我則是吃新鮮的水果，而且是當令的水果。

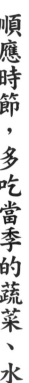

現代的蔬果品種改良、農業技術非常進步，栽培非當令蔬果，已經不是難事，你想吃的各種蔬果，幾乎一年四季都可以吃到。不過，水果是配合時節生長，非當令蔬果在不適合生長的季節裡往往體質較弱；多數非當季水果，需要使用較多的農藥和一些化學物質來催熟、保鮮，反而成了「問題水果」，而且價格比當令蔬果昂貴，所以選購蔬果還是以當令的最好。另外，異常漂亮、大顆的蔬果很有可能是施打了化學物質、生長激素，千萬要小心。

天然水果的含糖量固定，是容易消耗的果糖，但不能將水果當正餐，除了糖分過高，還會影響其他維生素的攝取，讓自己沒有胃口攝取其他食物，而形成了偏食。我每天中餐、晚餐，一定有大量的蔬果相伴，一方面增加營養素的攝取，另一方面也可增加飽足感，相對地，其他肉類、飯就會吃少一點，降低了熱量的攝取。

原則上，只要飲食均衡，正餐後吃水果是沒問題的。蔬菜、水果都含有非常豐富的「植化素」，以及維生素、礦物質和纖維質，多攝取有益健康，也可讓排便更順暢。很多國內外的研究指出，蔬果攝取不足是慢性疾病的重要成因，甚至與多種癌症的成因有關，建議大家每天攝取至少三小碟的青菜、兩份水果，才是足夠的份量。

當令蔬菜

月份	出產蔬菜名
全年	甘藍菜、大芥菜、蕹菜、結球白菜、土白菜、韭菜、胡瓜、芋頭、蘿蔔、菜豆
二～五月	洋蔥

當令水果

月份	出產水果名
一～二月	楊桃、桶柑
二～三月	蓮霧
三～四月	枇杷、梅子
四～五月	李子

二～十二月	冬瓜
三～十一月	蘆筍、絲瓜
三～十二月	苦瓜
四～十月	麻竹筍、李子
四～十一月	茄子
七～九月	玉米
十～五月	花椰菜
十～六月	芹菜
十一～五月	胡蘿蔔
十一～九月	甜椒
十二～三月	洋菇
十二～四月	馬鈴薯
四～七月	西瓜
五月	桃子
五～六月	鳳梨
五～七月	百香果
六～七月	荔枝、芒果
六～八月	梨子
八月	龍眼
八～九月	番石榴、柿
九～十月	文旦、香蕉
十～十一月	木瓜
十一～十二月	柳橙、椪柑
十二～一月	番茄

資料來源：行政院農業委員會農業藥物毒物試驗所

多補充富含鈣質、鐵質、維生素的食物

在行政院衛生署公布的「台灣地區每人每天熱量及各種營養攝取量」中，明定了對於成人的均衡飲食建議量（見下頁表）。衛生署的調查報告顯示，國人對於鈣、維生素B的攝取量明顯偏低，維生素E、A及鐵則有待加強。因此，建議可以在飲食當中，多攝取富含鈣質、鐵質與維生素的食物。

那麼，哪些食物富含這些營養素呢？就請大家參考以下的說明。

鈣含量較高的食物有：魚乾、蝦米、奶粉、紫菜、髮菜、海帶、海藻、豆皮、莧菜、芥藍菜、黃豆、虱目魚、鯧魚、豆干、烏魚、蜆、牡蠣、豆腐。

維生素B2含量高的食物有：酵母乳、牛肝、豬肝、火雞肉、木耳、紫菜、黃帝豆、鴨蛋、黃豆、魚干、雞蛋、豆皮、海參、莧菜、鮮奶。

維生素E含量高的食品有：小麥胚芽油、麻油、花生油、玉米油、黃豆油、花生、菠菜、蘆筍、玉米、糙米。

維生素A含量較高的食品有：雞肝、豬肝、胡蘿蔔、菠菜、萵苣、紅心甘薯、青江菜、花椰菜、空心菜、青椒、鰻魚、芒果、莧菜、柿子、木瓜、橘子。

維生素B1含量高的食品有：火雞肉、花生、豆皮、花豆、瘦豬肉、黑芝麻、毛豆、豌豆、綠豆、黃豆、豬肝、紅豆、雞肝、糙米、皇帝豆、鰻魚、玉米、虱目魚。

鐵含量較高的食品有：髮菜、海藻、紫菜、芥藍菜、火雞肉、黑芝麻、豬血、豬肝、木耳、鴨血、牡蠣、蜆、黃豆、紅豆、虱目魚、味噌、豌豆、深色蔬菜。

台灣地區每人每天熱量及各種營養攝取量

類別	份量	份量單位說明
五穀雜糧	三至六碗	每碗： 飯一碗（二百公克）、中型饅頭一個、吐司麵包四片

奶類	一至二杯	每杯：牛奶一杯（二四〇西西）、發酵乳一杯（二四〇西西）、乳酪一片（約三十公克）
蛋豆魚肉類	四份	每份：肉、家禽或魚類一兩（約三十公克）、豆腐一塊（約一百公克）、豆漿一杯（二四〇西西）、蛋一個
蔬菜類	三碟	每碟：蔬菜三兩（約一百公克）
水果類兩個	兩個	每個：中型橘子一個（一百公克）、番石榴一個
油脂類	二至三湯匙	每湯匙：一湯匙油（十五公克）

資料來源：行政院衛生署

營養品和補品不可亂吃

有一次我應邀到台中演講，演講快結束時，有位聽眾突然站起來問我：「我今年七十七歲，每天起床都把自己的尿喝下去，我覺得很有益處，請問梅校長您喝不喝尿呢？」

我知道民間療法當中，不少人用尿療法來治療疾病，他們認為尿液裡含有鈉、鈣、鎂等微量礦物質，因此喝自己的尿液做為保健美容之用。

吃補藥是中國文化的一大特色。為了追求長壽、健康，許多人熱中於吃營養保健品來養生，但營養保健品不斷推陳出新，光講維生素好了，維生素由半世紀以前的A、B、C進展到D、E、K，而B又分出B_1、B_2、B_3、B_6、B_{12}……

這些形形色色的營養保健品究竟有多大的效果，我的觀察是「因人而異」。由於每一個人的生理需要各有其特色，吸收能力也自有差異。在多種維生素之中，醫藥界的研究報告已證實，下面三種對年長者尤佳：

1. 維生素B，特別是B6，可提升免疫力。

2. 維生素C，有預防感冒的功能。

3. 維生素E，有從細胞中排毒的效果。

其他的維生素各有其防止某種疾病的功能，但吃多了不易排出體外，反而有害健康。服用維生素是要有選擇性的。以我個人來說，我固定每天吃一顆綜合維他命，再加一顆維他命C。

至於其他的補品，包括高麗參等等，我自己不會買，若有人送，我會適量食用。例如有人送我人參，我就請太太切好、泡人參茶來喝。

我覺得，維生素和其他藥物一樣，有利有弊，吃多了都不好。很多上班族工作忙碌、壓力大，平常經常腰痠背痛、感覺疲倦，一早起來就是吃一堆維他命，卻沒想過要先讓自己的三餐正常，把作息調整到規律的狀況，反而花了很多錢來添購維他命、補品，這是本末倒置的做法。

戒菸、少酒、少吃刺激性食物

大家都知道，抽菸的人極容易導致罹患肺癌和其他的癌症，因此近年來公共場所推行禁菸運動，就是希望大家減少抽菸及吸二手菸的危害。

我沒有抽菸的習慣。至於酒，雖然在社交場合時為了應酬會喝一些，但最多喝三杯。我的家裡放了不少酒，這些酒都是人家送的，平常我在家不喝酒。我直到大學畢業才知道酒是什麼味道，香菸則是從來不碰，這和我父母的管教有關，從小他們就嚴格禁止我接觸菸、酒。

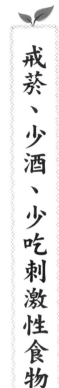

喝酒有利有弊，醫學界已證實每天喝少量的酒，對促進消化、血液循環、放鬆神經是有幫助的，但若是大量、快速喝酒，甚至到酗酒的地步，則會對身體，包括心臟、肝臟與神經系統都有損害。

研究也顯示，酒類當中的紅酒是比較有益健康的，紅酒中含有人體維持生命活動所需的三大營養素：維他命、糖及蛋白質。葡萄酒中還有二十四種氨基酸，有機酸成分也不少，如：葡萄酸、檸檬酸、蘋果酸，大都來自葡萄原汁，能夠有效地調解神經中樞、舒筋活血。紅酒當中的多酚含量相當多，可以預防心血管疾病，有助於防止動脈硬化和阿茲海默症等疾病，還具有減少骨質疏鬆症發生等功效。

健康之道在於正確的飲食，對於想要追求健康的人，吸菸絕對是殺手，好酒貪杯也是健康的大敵！此外，盡量少吃刺激性食物，它會影響胃腸的正常功能。包括辣椒、蒜頭、咖哩等高刺激性的食物，對於老年人來說更是不宜，最好避免。

如果患有某些疾病，如皮膚病、過敏症、胃炎、痔瘡、肝病、前列腺炎、失眠症等等，對於刺激性食物就更應該節制，盡量少吃或不吃。刺激性食物也會影響婦科生理，所以女性及孕婦要特別留意。

一般來說，水果不屬於刺激性食物，但有些人會對芒果、菠蘿、石榴等水果有過敏現象，也要注意少吃或不吃。而太酸的水果，對胃腸道不適的人有刺激作用，要留意食用的時間，也不宜吃太多。

應酬時少吃，給腸胃休息的機會

台灣是個經濟富庶的國家，大吃大喝的機會非常多，例如拜拜、婚喪喜慶、生日聚餐、選舉期間的流水席……等等，一次宴會吃個兩、三小時，是家常便飯。加上台灣是美食王國，一餐吃下來，若稍微不節制，很容易就會讓腸胃大喊吃不消。也因此，台灣腸胃病患之多，在全世界是有名的。

有很多疾病都是由於飲食過量引起的，吃得過多，不但傷腸胃，而且過多的養分留在體內，排不出去，也會變成毒素；尤其脂肪或者維他命A、D、E、K等油性維生素過多、無法排出體外時，會造成血管硬化等疾病。

攝取過多油膩或刺激性食物，不僅造成腸胃的負擔，也會導致身體機能失調或引發其他的病症，糖尿病就是一個很好的例子。

為了健康和避免老化，我們必須定期給腸胃休息的機會。所謂「病從口入，禍從口出」，節制飲食，還可以防治疾病。以下幾項做法，提供大家參考：

1. 減食：如果前一餐吃多了，下一餐我就會減少份量，或者乾脆不吃，只吃點水果、喝點牛奶。少吃點東西能讓腸胃充分休息，減輕身體的過度負荷，恢復身體組織的機能。

2. 改吃流質或半流質食物：我習慣在早餐吃稀飯，減緩前一晚的腸胃負擔。如果你覺得腸胃負擔過重，有不舒服的感覺，可以一連吃幾餐稀飯，配上大量蔬菜；飲食習慣較西化的人，可以選擇喝牛奶、吃麥片、生菜沙拉，也有同樣的效果。

3. 定期禁食：這是回教徒和猶太人常用的方式，也就是所謂的「齋戒」，回教徒透過每年一次的齋戒來淨化身心。我和太太多年來有一個習慣，就是每週日晚上禁食不吃，讓一整週以來忙碌的腸胃得以休息。長時間的禁食很辛苦，每週一次比較輕鬆容易，建議各位讀者也可以選擇每週一至兩餐禁食。

4. 定期或不定期吃素：素食的風氣近年來在台灣頗為流行。長期吃素對健康是否有益，尚待醫學界的證明，但定期或不定期吃素，可減輕消化器官的負擔。吃素和吃葷一樣，不宜過量或偏食，對素食的品質和選擇也必須注意。

我的朋友很多，婚喪喜慶的應酬不少，在這些公共場合所吃的東西，食材不一定新鮮，也會有油太多、調味料放太重……等問題。大規模的宴席，往往一上就是十幾道料理，有些人會有一種「不吃白不吃」的心態，一不小心就吃過量，導致消化不良等情況。所以我在出席宴會時儘可能少吃，以避免把不好的東西留在自己的腸胃。如果吃得太過油膩，回家之後，下一餐也會吃得清淡一些，並且多吃蔬菜、水果，甚至有時候會禁食一餐，讓腸胃淨空一下。

盡量在家用餐

處在工商業發達的現代社會，上班族工作時數加長、加班頻繁，就連孩子的學業壓力也十分繁重，下課後很多學生都匆匆從學校趕去補習，一家人一同坐在餐桌前用餐的時間屈指可數。

若可能的話，我鼓勵大家儘可能在家用餐。外食的餐廳衛生環境參差不齊，包括蔬菜洗得乾不乾淨、食材是否新鮮、烹調時有沒有添加食品添加劑，鹽、油的比例會不會太重？……都是我們無法掌控的。有些餐廳因為必須大量處理食材、讓食材可以放久一點，所以在處理肉片時，加上食物添加劑，例如嫩肉精，讓肉質變軟，看起來更可口；或是在烹調時，油、鹽、醬油的用量放得較多，以提升口感，加上若是採購的食材不新鮮，也可藉由調味料來掩蓋，儘管做出來的菜十分美味，卻不一定衛生可靠。自己下廚的話，更能用心選擇食材的好壞，減少高油、高鹽、重鹹的烹調方式，讓家人吃得更健康。

在家用餐還有一個好處，就是控制食量，比較不會有食用過量的情況。而且除了主食外，在家用餐可以攝取較多的蔬菜、水果。

每到晚餐時間，也是家人聯絡感情的時光。我有五個孩子，目前都已成家立業，分居世界各地。以前他們還在台灣的時候，我們全家會在晚飯時間聚在一起，分享一天中的點點滴滴。孩子離家後，我還是每天三餐都在家裡用餐，和太太一邊吃飯、一邊聊聊生活點滴。跟家人一起在餐桌前說說笑笑，這種簡簡單單的幸福，是賺再多錢都無法買到的快樂。

梅家私房養生活力菜

我的飲食平常都是由太太一手打理，
她不僅是個賢內助，也燒得一手好菜，
除了我的故鄉湖南的湘菜外，
她的台式料理也做得相當出色。
以下這十二道菜是我們平日的家常菜，
做法簡單，富含營養，分享給大家。

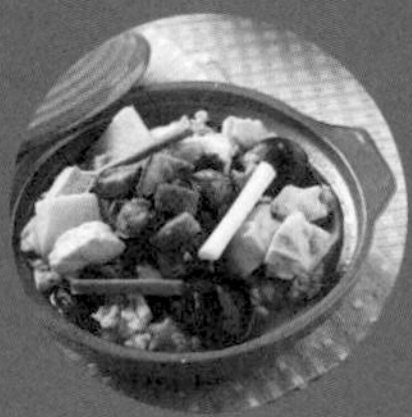
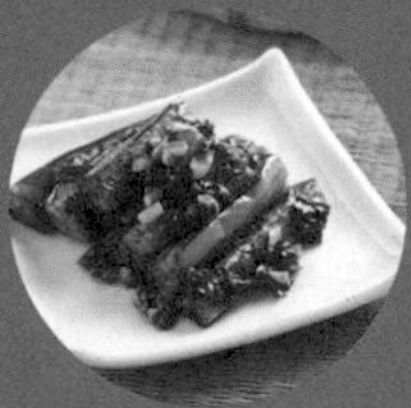
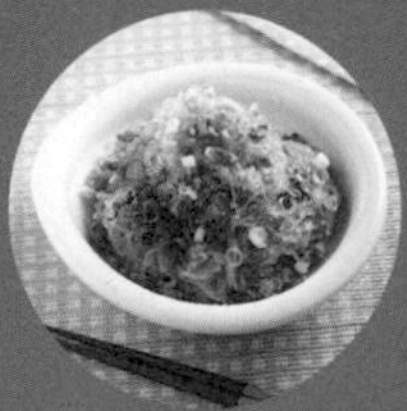
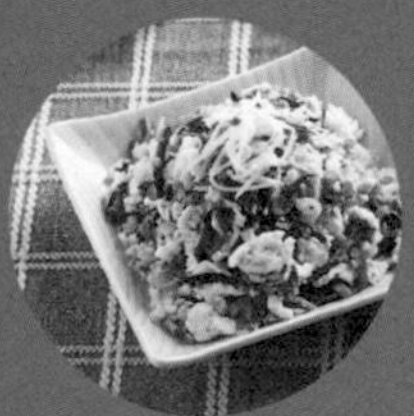
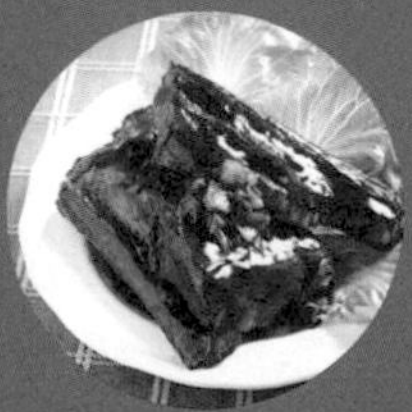
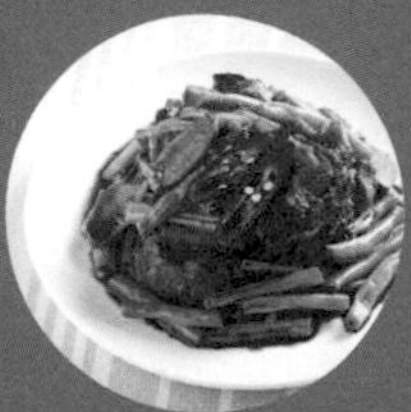
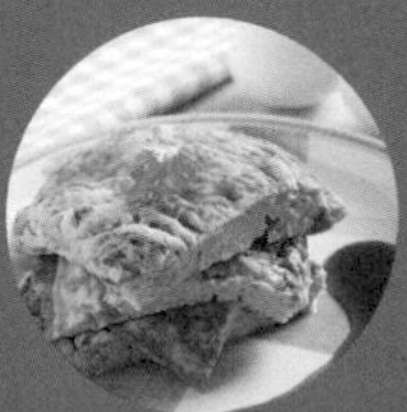
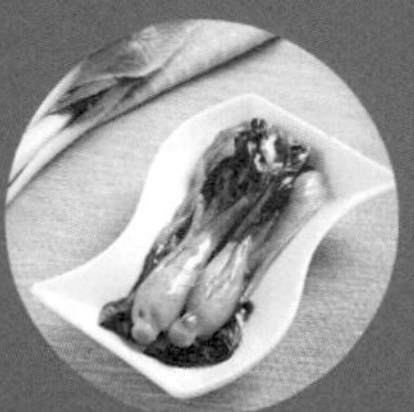

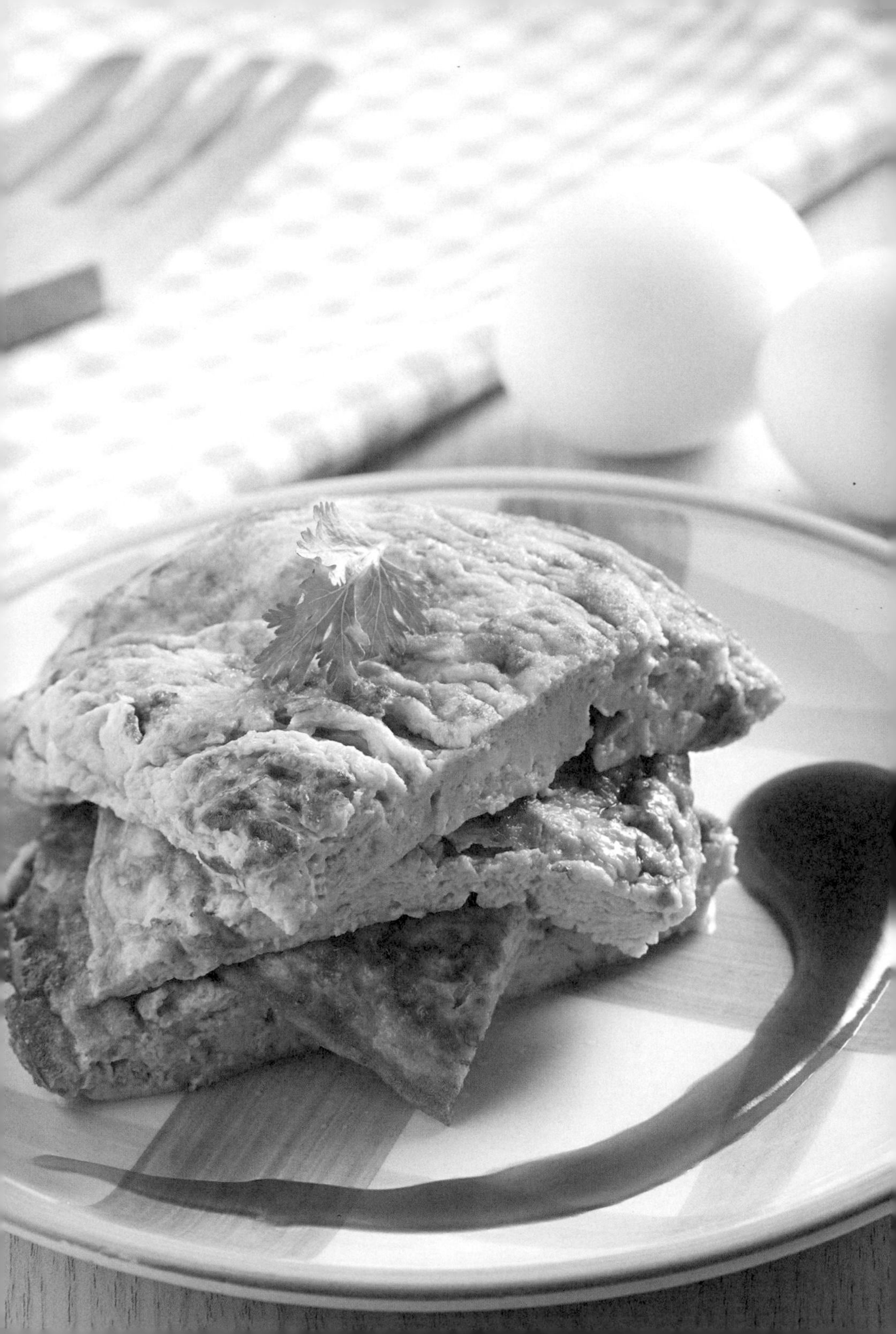

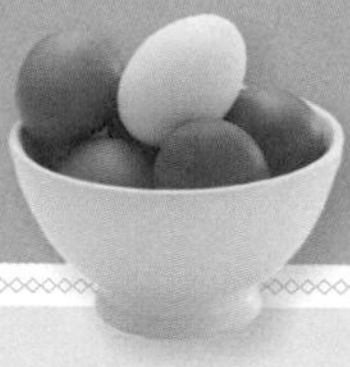

漲蛋

材料

雞蛋四個，醬油、鹽適量，清水或高湯少量，油四湯匙。

做法

1. 用雞蛋四個打入大湯碗內，打至起泡，加入調味料醬油、鹽，摻入少量的清水或高湯攪勻。
2. 炒菜鍋燒熱，加上油四湯匙，待油熱後快速倒入蛋汁，用鏟子快炒，等蛋汁漸凝，以鍋蓋或一大碗蓋住，使蒸氣不外洩，同時將火漸漸改小。
3. 手握鍋柄轉動，使火力均勻，聽見鍋內的聲音漸小，有香味溢出，即可將蓋碗拿開，在鍋邊淋一湯匙油，以免蛋液黏鍋。
4. 將一大圓盤扣在漲蛋上，把鍋子翻過來，用小刀將漲蛋切成四方塊，即可上餐桌。

小提醒

1. 雞蛋中所加之水分，約等同於雞蛋本身——如四個蛋需加四個蛋殼容積之水，可以在打蛋時保留蛋殼，加以利用，水分太多則無法凝結，太少則蛋體硬化。
2. 調味之醬油與鹽，適量即可，太多則影響蛋體的形成，成功的漲蛋其組織綿密，有如蜂巢豆腐，內中飽含湯汁，表面因醬色有如煎豆腐，卻滲出濃郁的蛋香。
3. 扣住蛋汁的碗不可太大，一方面可將蛋汁集中，形成口感較佳的厚度，同時也不致因碗口太闊而走氣，漲蛋會變得乾硬。
4. 平底鍋不適合操作此菜，需使用較輕的中式炒鍋，才方便處理。

營養成分

雞蛋擁有豐富的優質蛋白，以及其他重要的微營養素，如:鉀、鈉、鎂、磷、鐵，富含人體所需的必需胺基酸。

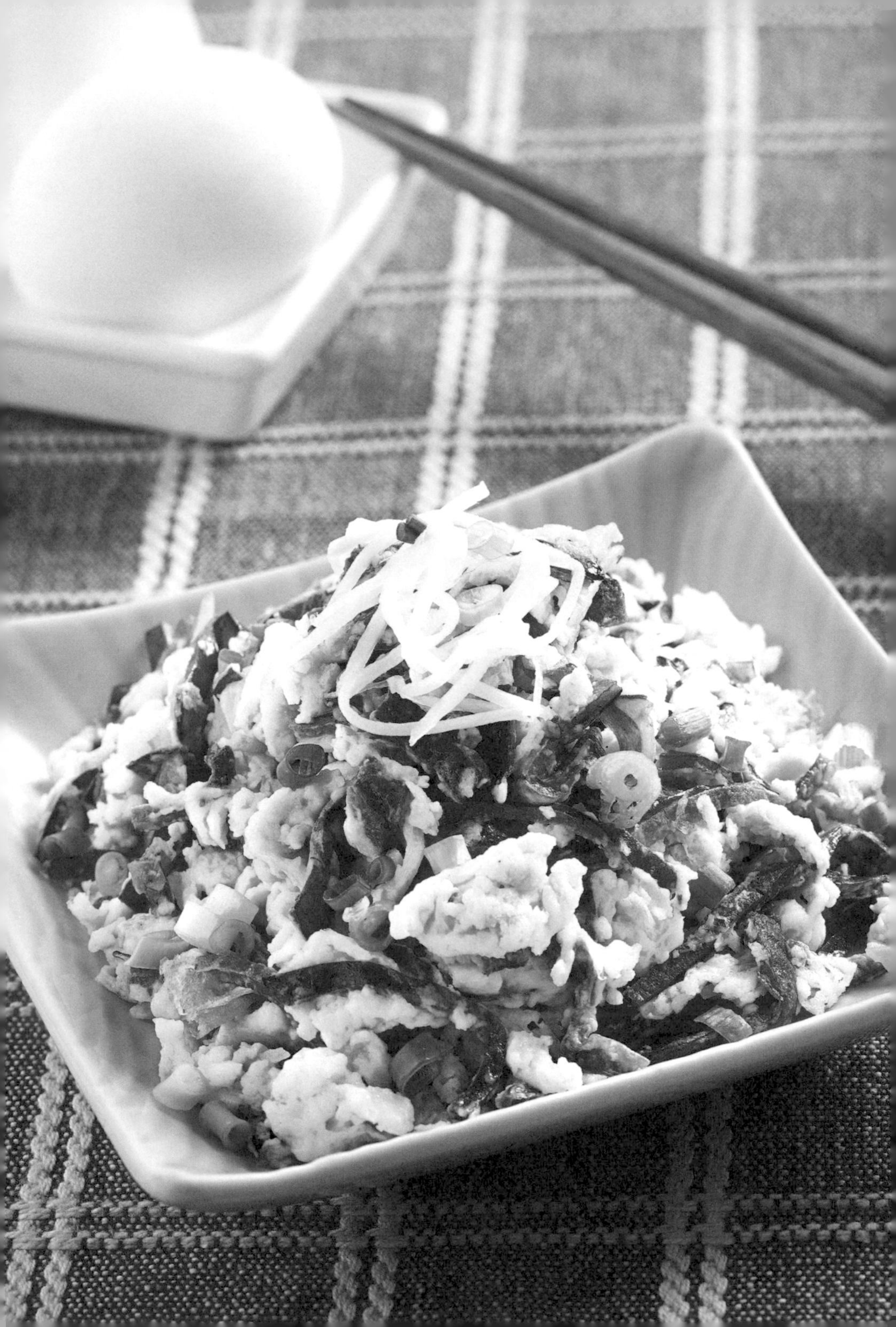

黑木耳炒蛋

材料

乾黑木耳一湯匙，雞蛋四枚，嫩薑少許，鹽 1 小匙，油兩湯匙。

做法

1. 黑木耳以水洗淨泡發、去除硬頭，切絲。雞蛋置碗中打散，稍加鹽調味。嫩薑切細絲備用。
2. 油兩湯匙入平底鍋中加熱，待油溫燙手時，下木耳絲、嫩薑絲，稍微翻炒、加鹽調味。
3. 接著加入打好的蛋汁，待鍋中蛋汁逐漸凝固後、再次翻炒使黑木耳與蛋汁均勻地融合，立即起鍋。

小提醒

1. 黑木耳富含膠質，對心臟、血管有益，應使用雲耳、川耳等上品乾貨。
2. 將一湯匙乾木耳以水發開後，約可得一飯碗量，木耳應與蛋汁比例均等，如此方才有養生效用。
3. 黑木耳炒蛋火候無需過久，起鍋宜速，以保持雞蛋軟嫩、滑順適口，食用時可淋上鎮江香醋少許，更添風味。

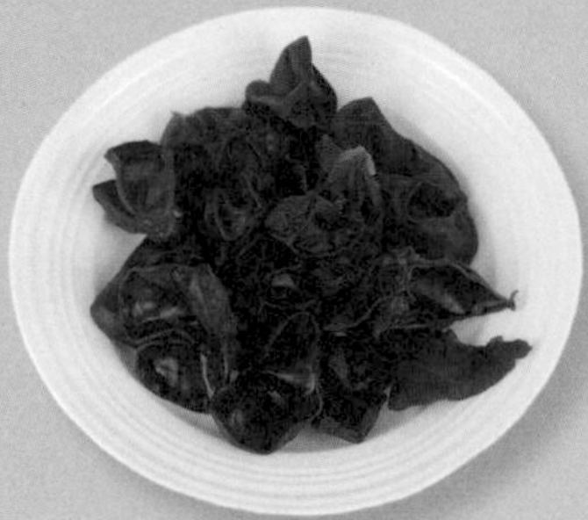

營養成分

黑木耳有豐富的蛋白質、礦物質、膠質、鈣質、鐵等多種維生素，對於補血、通便、降低血中膽固醇、預防骨質疏鬆有很好的助益。有人稱它為「植物性燕窩」，具有高營養價值。

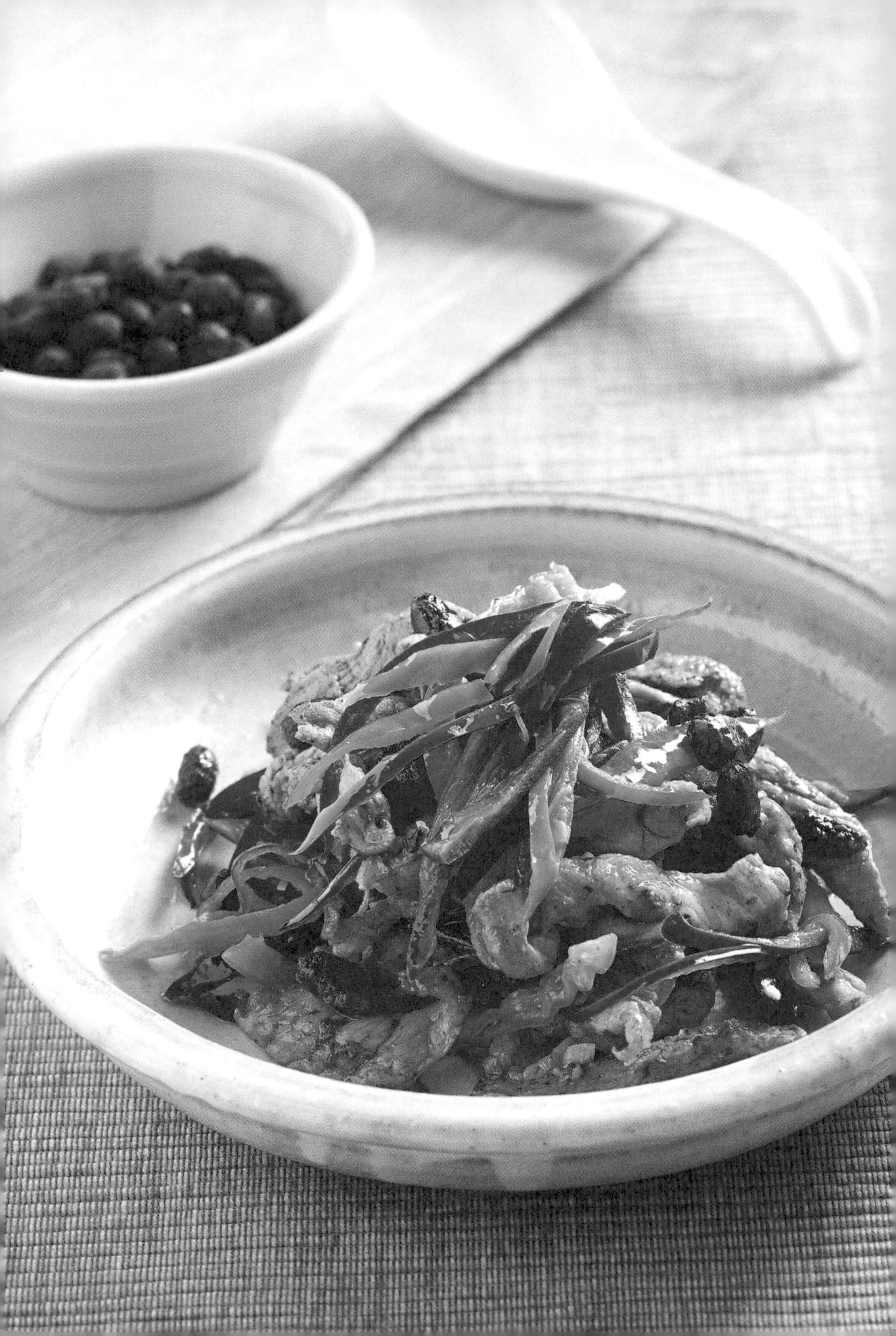

豆豉辣椒炒肉絲

材料

豬肉絲半碗，紅辣椒十五～二十根，
乾豆豉一湯匙，蒜瓣兩枚，鹽、糖、水、油料適量。

做法

1. 豬肉絲以醬油略為醃製拌勻。紅辣椒橫剖去籽，斜切成絲。豆豉以水洗淨，略泡後去水。蒜瓣拍碎。
2. 起油鍋下蒜瓣、豆豉，待蒜香出味加入肉絲快炒，肉色變白後將辣椒絲全數倒下，翻炒至辣椒稍軟，並加入鹽、糖及水少許調味，蓋上鍋蓋燜炒一、兩分鐘即可起鍋。

小提醒

1. 肉絲下鍋快炒時需以鍋鏟分開，避免沾粘成坨，影響口感。
2. 辣椒可選擇微辣的大紅辣椒，並挑選幾支帶青色的辣椒作為配色，亦可依各人口味選擇：嗜辣者加入朝天椒；或以完全不辣的糯米椒取代辣味，仍然保留辣椒的香氣。
3. 豆豉應注意鹹度，且需泡水至稍軟。好豆豉既香又有甘味，和辣椒在爆炒後滋味更為豐美，盤中湯汁拌飯最宜。

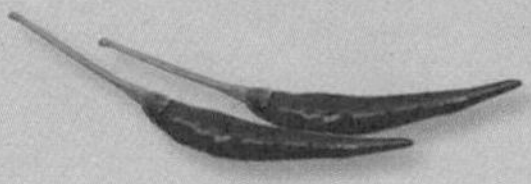

營養成分

好的豆豉是用黃豆或黑豆泡透蒸（煮）熟、發酵製成的食物，含有豐富的蛋白質、脂肪、碳水化合物，及人體所需的多種氨基酸、礦物質和維生素等營養成分。可以改善胃腸道菌群，幫助消化、降低血壓。

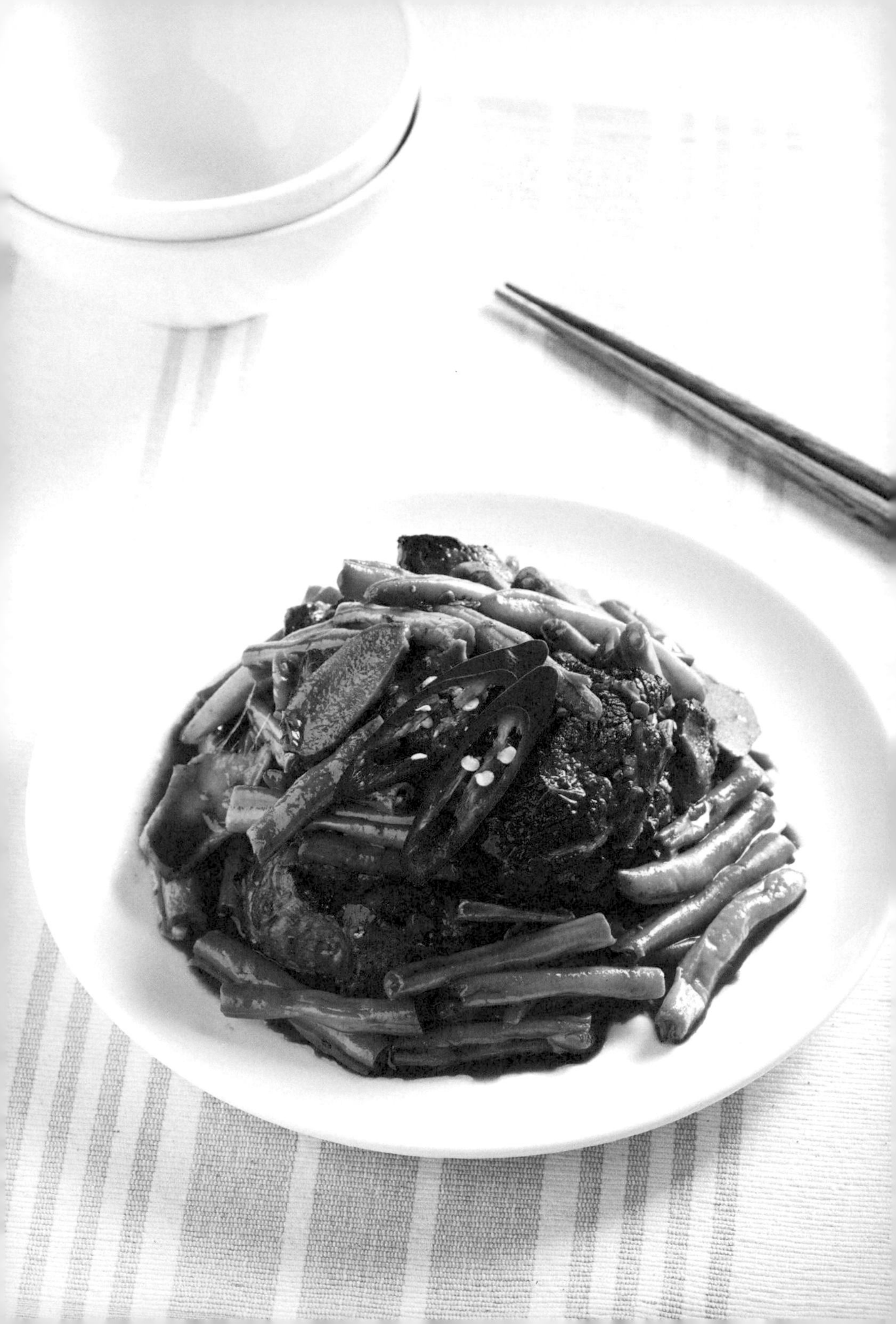

四季豆燒肉

材料

四季豆半斤，豬小排一斤，大蒜兩瓣，老薑幾片，
醬油半碗，料酒兩湯匙，清水一碗，鹽、糖、油料少許。

做法

1. 四季豆洗淨去筋絲，折成約手指長度。豬小排以醬油、酒略醃半小時。
2. 起油鍋，將蒜瓣爆香，放入豬小排略過油，待豬肉表面轉為白色，加進老薑、四季豆，並以醬油、料酒、鹽、清水烹煮。
3. 約三、四十分鐘後，以筷子試戳豬肉，可穿透時稍加糖調味，待四季豆亦煮軟時即可盛出享用。

小提醒

1. 豬小排選用時須注意不要太肥，但是完全以瘦肉來做也會太柴。同時，小排不可切得太短，每塊約五公分左右最為理想。
2. 四季豆也可依季節換用長豇豆等，或使用曬乾的豇豆、角豆等，都各有一番滋味。
3. 紅燒肉的滷汁時常會剩下，可過濾後冷藏儲存，待下次再做類似的菜時，即可派上用場。

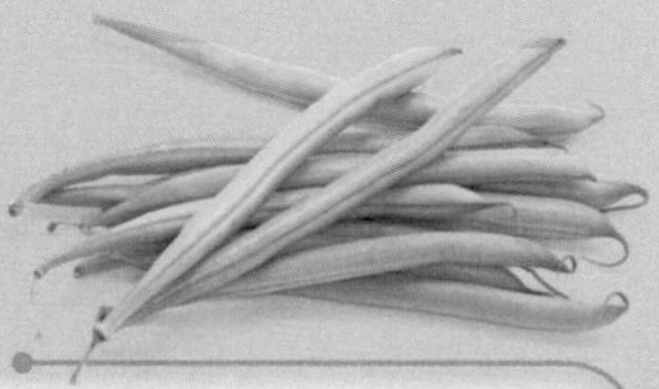

營養成分

四季豆含有維生素C、鐵質、鈣、鎂和磷等礦物質，以及豐富的膳食纖維。其中，鐵可以促進造血功能，有助於改善貧血症狀。此外，四季豆中的膳食纖維大部分都是非水溶性，有助促進腸胃蠕動，消除便秘。
豬小排則提供人體生理活動所必需的蛋白質、脂肪、維生素，並富含大量磷酸鈣、骨膠原等，可提供豐富的鈣質，維持骨質健康。

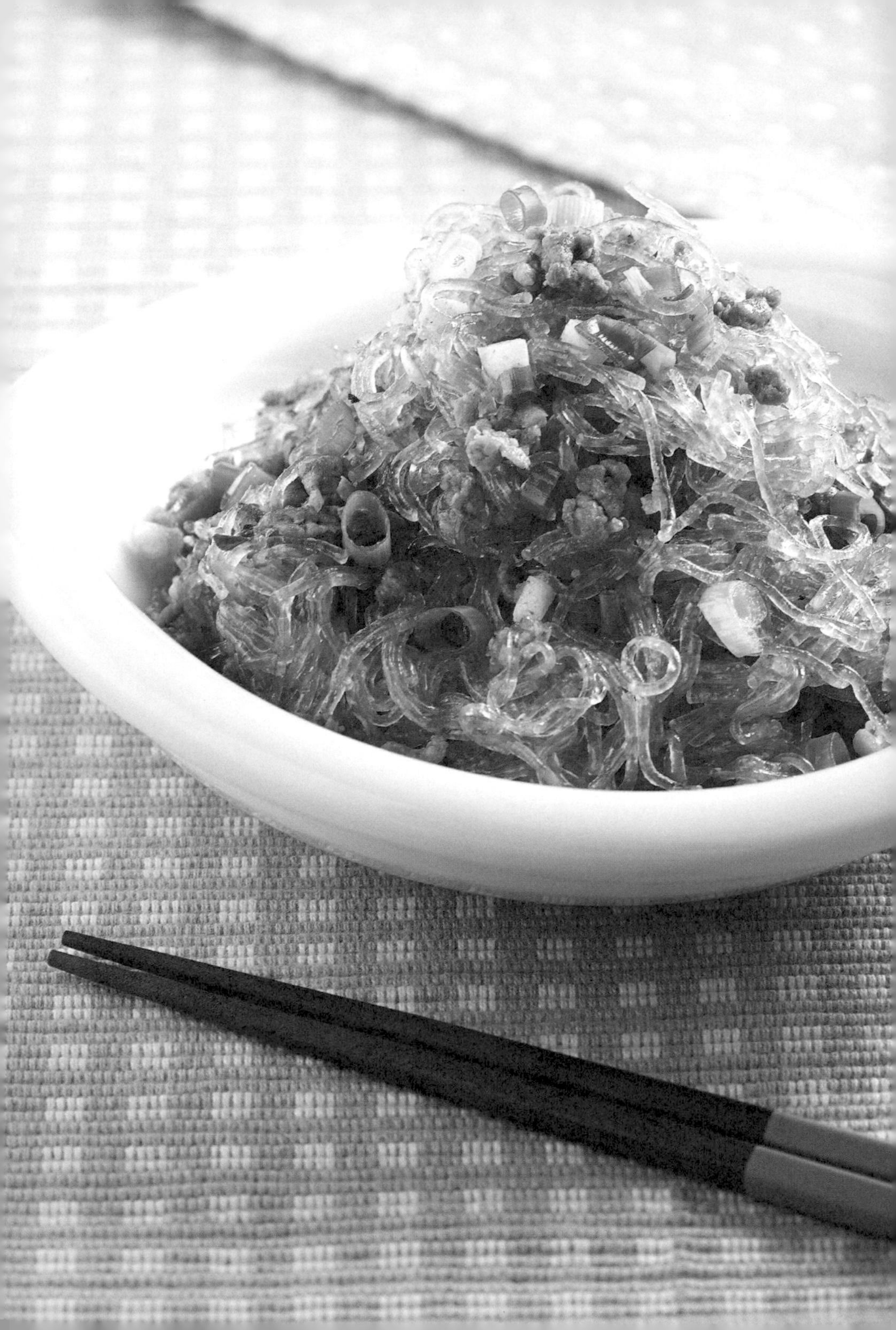

螞蟻上樹

材料

肉末（牛、羊、豬肉均可，半肥瘦）六兩，
粉絲兩包，辣豆瓣醬半湯匙，醬油、醋少許，
薑、蔥、蒜末各少許，清水大半碗，油料半碗。

做法

1. 乾粉絲泡漲後，撈出瀝乾水分。
2. 油鍋燒熱，先下放入蒜末與薑末，炒出香氣時放入肉末，炒散成黃色，再加辣豆瓣醬拌炒，並加入清水，隨即把粉絲放下，稍加醬油大火炒勻。
3. 起鍋前加醋少許，撒入蔥花拌開，盛入盤中上桌。

小提醒

1. 粉絲泡發後可用剪刀稍剪短，以免翻炒時團捲成坨，也方便入味。
2. 此菜為川味，故蔥、薑、蒜、辣，味味不可缺，同時，油料不可太少，以免粉絲加熱後黏鍋。
3. 螞蟻上樹是以大火快炒的菜式，除了佐料必先備妥之外，下鍋的程序也不能有誤，方可呈現其色香味。

營養成分

豬肉含有蛋白質、鈉、銅、鋅、維生素 B1、維生素 B2、維生素 B6、維生素 B12、菸鹼酸、鐵、鈣、磷、鉀等營養素，幫助修復身體組織、加強免疫力、保護器官功能，並提供血紅素、鐵和促進鐵吸收的半胱胺酸，能改善缺鐵性貧血。但豬肉膽固醇含量較高，要留意食用量。

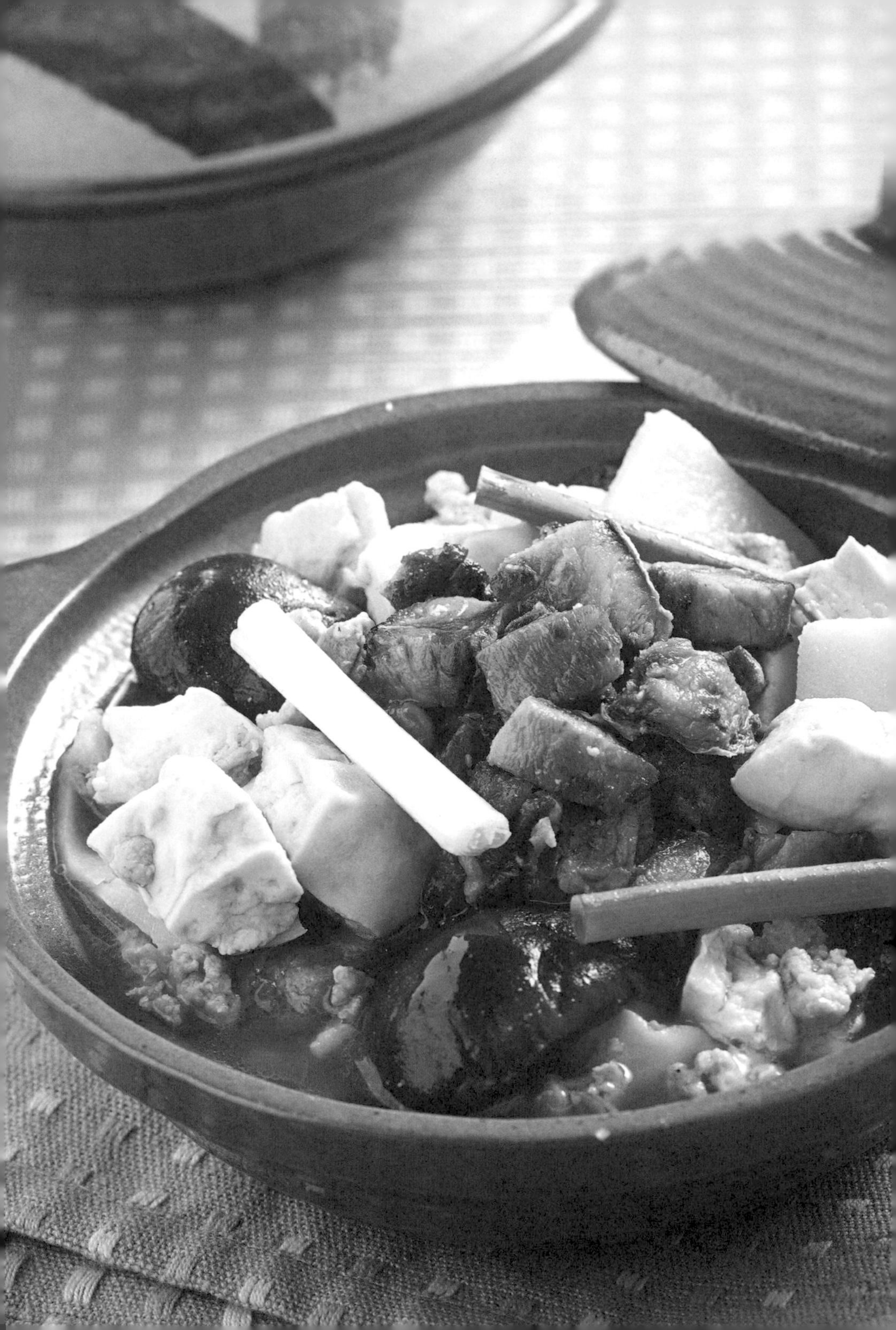

鹹魚豆腐煲

材料

鹹魚乾一小塊，豆腐兩盒，豬絞肉半碗，乾香菇數朵，
鮮筍半隻，豆瓣醬半湯匙，料酒少許，蔥、薑、油料適量。

做法

1. 鹹魚乾用水洗淨、擦乾，切為小塊，過熱油酥炸，略放涼。
2. 豆腐切成中等塊狀，豬絞肉以豆瓣醬、料酒調味拌勻，香菇需洗淨泡發，鮮筍切片備用。
3. 起油鍋，將絞肉略炒，待肉色變白、散開，將豆腐、鹹魚塊先後下鍋，翻炒後加水一飯碗，燜煮三、五分鐘。
4. 將鹹魚豆腐等換置入中型砂鍋內，待鍋中滾沸一陣，放入香菇、筍片、薑片、蔥段等，並略調味，轉中火繼續燉煮，數分鐘後即可起鍋。

小提醒

1. 俗話說「千滾豆腐萬滾魚」——意指豆腐必須燉夠火候，才得入味，故烹調時間需拿捏妥當，過久則香菇失味、筍片亦軟爛，失去口感。
2. 豆腐可選用市售的盒裝有機豆腐或傳統板豆腐，但太軟嫩者較不宜，且燉煮後易於出水，豆腐本身無法吸味。
3. 鹹魚乾可選厚片海魚醃製品，若太鹹可先浸水，以減輕鹽分。由於鹹魚乾處理較費時，建議可一次酥炸完成，放涼後收入冰箱冷藏，家常炒飯、炒青菜均可用上。

營養成分

筍類含有高蛋白質、低脂肪、醣類、鈣、磷、維生素 B2、菸鹼酸等營養素。同時，筍類當中的粗纖維和難溶草酸鈣較高，患有消化系統疾病的人，經常食用可以緩解消化問題。

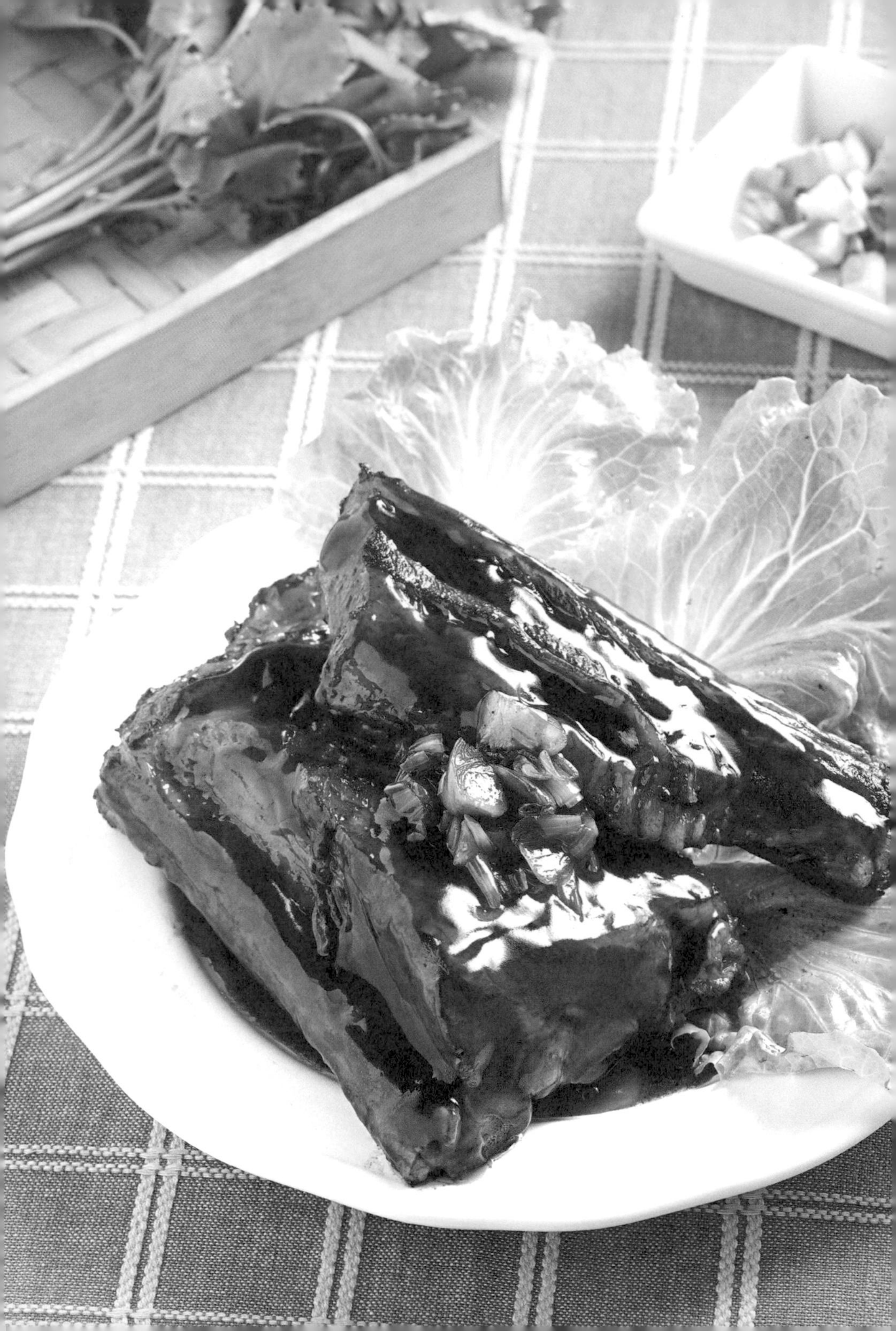

紅蔥烤排

材料

豬肋排一斤半至二斤，醬油、料理酒、鹽適量，紅蔥頭十粒，
生薑二、三片，八角數粒，冰糖一湯匙，油料適量。

做法

1. 豬肋排不要切開，一整塊洗淨，用紙巾吸乾水分。在醬油、料理酒中浸泡二十分鐘，時時翻動。
2. 紅蔥頭去皮洗淨，拍碎，在油鍋中爆香。將肋排放入油鍋，兩面煎透。
3. 加調味料：醬油、鹽、料理酒、生薑二～三片、八角等，並加清水與肋排入鍋。
4. 先以大火燒沸，再改用小火燜煮，每隔二十分鐘翻動一次，待肋排肉用筷子一插即入時，放冰糖一湯匙，改用大火熬糖，耗去多餘湯水，使滷汁濃縮至一飯碗，即可熄火盛出上桌。

小提醒

1. 豬肋排在選購時應注意其肉質與厚度，肉質太薄煮後即見骨，缺乏嚼感，太厚或較硬的部位，製作時不易熟爛，醃製時也不易入味。
2. 豬肋排從醃製至下鍋煎透、燜燒全程均為一整塊，不予切割，在上桌時以弧形大圓盤裝盛，並將滷汁澆在肉排上，當眾分食。
3. 滷汁部分，各人可隨口味調整冰糖之使用，惟需注意用大火收汁時，糖分容易燒焦、黏鍋。

營養成分

豬肋排提供人體生理活動所需的蛋白質、脂肪、維生素，以及含有大量磷酸鈣、骨膠原等，可以提供豐富的鈣質，維持骨質健康。紅蔥頭則含有抗癌的化學成分：有機硫化物（硫化丙烯）。此外，紅蔥頭含有豐富的膳食纖維、水分、蛋白質、醣類、維他命 B 及鉀，除了有提味的功能，也具有極高的營養價值。

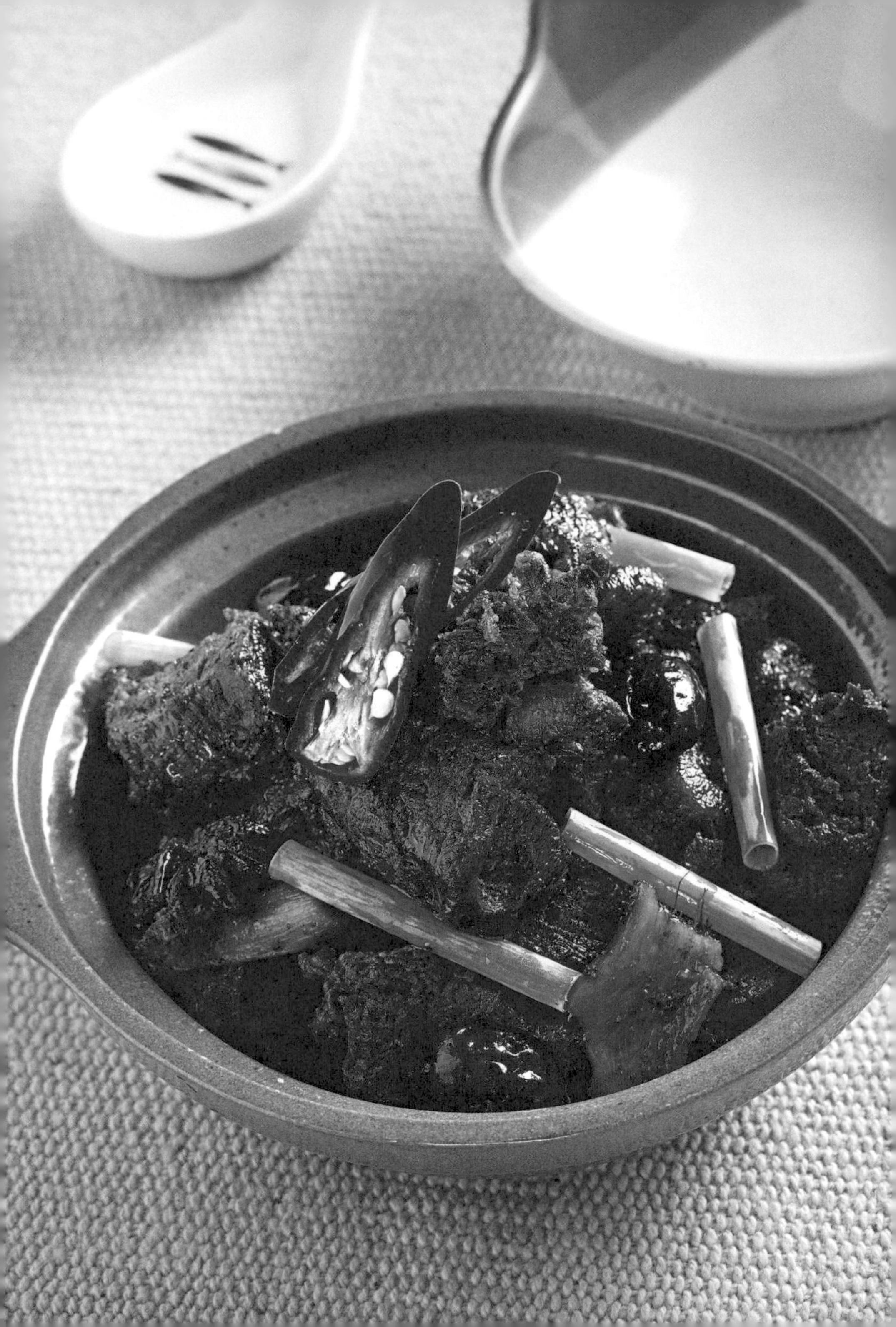

砂鍋牛肉

材料

牛肉一斤，黃酒或紹興酒一瓶，醬油一小碗，生薑數片，
蔥數條，八角數粒，紅棗五、六個，鹽一湯匙。

做法

1. 把牛肉切塊、洗淨，瀝乾水分，放入砂鍋中。
2. 加調味料：黃酒或紹興酒一瓶、醬油一小碗、生薑數片、蔥數條、八角數粒、紅棗五、六個及鹽一湯匙等放入砂鍋中。
3. 先用大火煮開，然後改用小火慢慢燉煮，不要打開鍋蓋，以免蒸汽跑掉。
4. 過一小時以後，打開一點鍋蓋，用筷子試插一下牛肉的軟硬，稍嚐鹹淡，覺得味道合適，就可以打開鍋蓋，加冰糖數塊，稍候即可上桌。
5. 「砂鍋牛肉」顏色赤醬油亮，充滿溫潤酒香，然而因為只用好酒，煮出的牛肉無湯汁水分，連蔥、薑調料等都被煸得香氣四溢，令人食指大動。

小提醒

1. 牛肉選用紅燒的部位，牛腩或半筋半肉等均可，分切時不必太小，煮成之後自會縮小許多，每次煮時份量也不可太少，鍋中肉香會較濃郁。
2. 勿加水在牛肉中，以保持原味。此道菜若份量較多，一次吃不完，可盛出一盤上桌，其餘封存在砂鍋內，不要攪動，待下次再吃味道也不會變。
3. 新砂鍋使用前，要用稍濃的米漿水以中火熬煮，有小砂眼會漏湯汁出來，這樣處理過的砂鍋較能入味，也較不易產生龜裂。煮菜時不可用大火，以免砂鍋破裂。剛煮好的砂鍋離火之後，不可用冷水沖洗或放在冰冷枱面上，因熱騰騰的砂鍋遇熱恐會裂開，要讓它慢慢地自然降溫。

營養成分

牛肉有豐富的鐵質、鋅、鈣、氨基酸、蛋白質、脂肪和維生素A、維生素B群，可預防貧血，容易被人體吸收，是生長發育時所需。

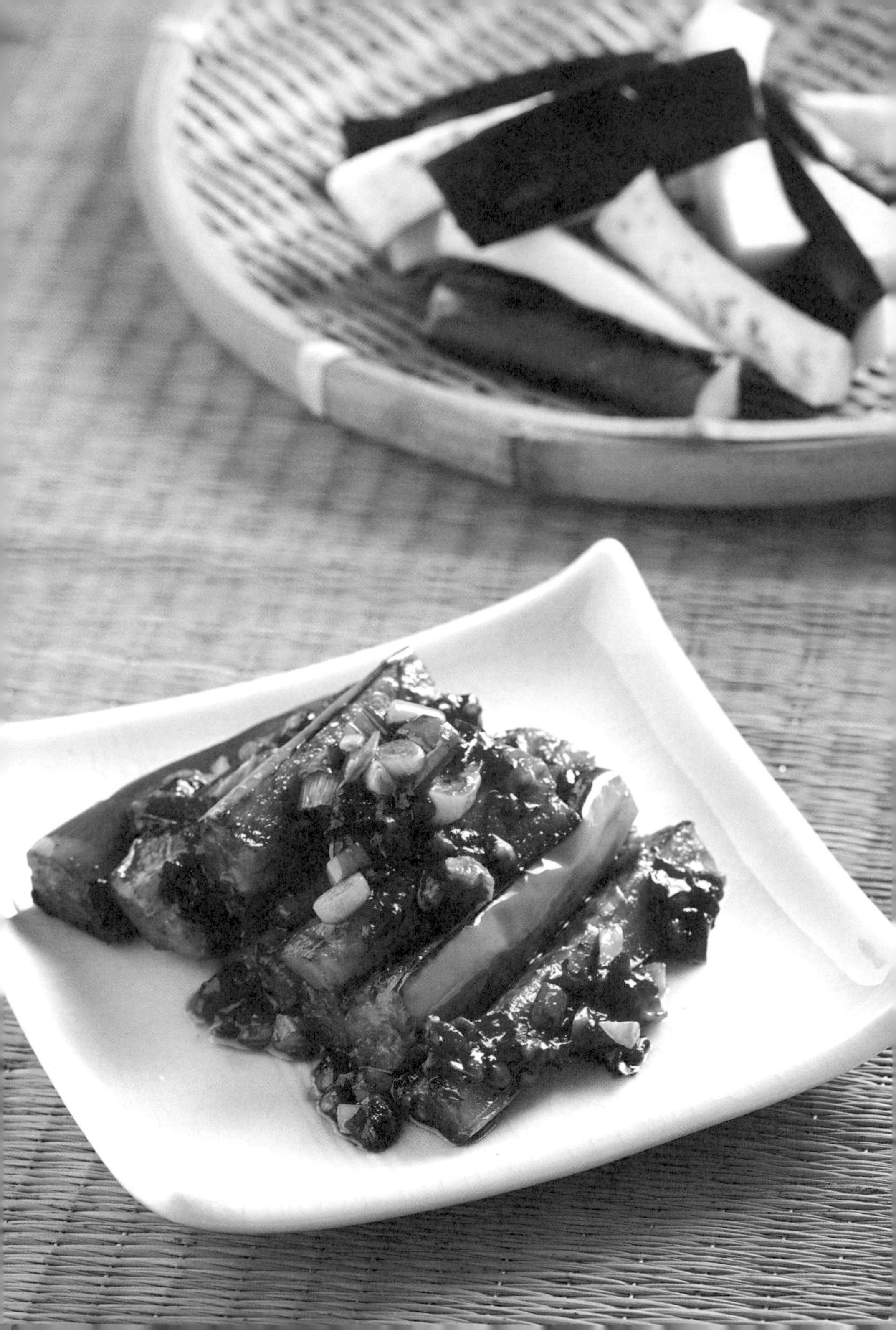

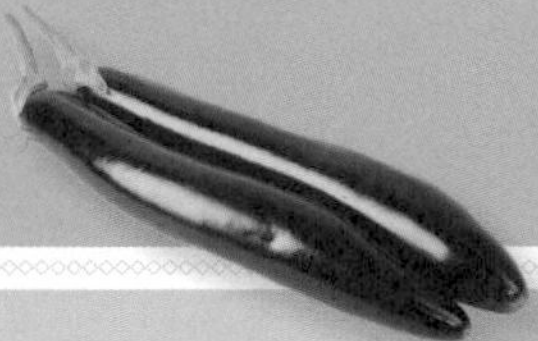

魚香茄子

材料

茄子一斤半，辣椒醬一湯匙，鹽半湯匙，
糖一匙，醋一匙，蔥花一小碗，蒜泥一湯匙，
太白粉一茶匙，清水一碗，油料大半碗。

做法

1. 茄子去蒂及尾，切成三吋長，每支再縱切成四小條。
2. 油燒熱，用大火炸茄子至脫水，外皮略成黃色撈出。
3. 將餘油倒出，鍋內留一湯匙油，先下辣椒醬炒散，加入蒜泥，倒下茄子，並加調味料鹽、糖、醋、蔥花等大火快炒，用少許太白粉、以清水勾芡後，倒入鍋中翻炒數回，即可盛起。

小提醒

1. 魚香茄子以素菜葷吃，取甜酸鹹辣的口味，仿四川豆瓣魚的做法，故各種調味宜均衡濃厚，使得原本素淡的茄子能改頭換面。
2. 茄子應選用長條的中國茄子，外觀結實有彈性，但烹煮時需注意火候，務使能入味。
3. 家常飲食也可加入豬絞肉與茄子同炒，其滋味更為鮮香。

營養成分

茄子含有維生素Ａ、Ｂ１、Ｂ２、Ｃ、Ｐ及蛋白等，維生素Ｐ能增強人體細胞間的黏著力，降低膽固醇。老年人多吃茄子，可降低血壓、防止微血管破裂。此外，也含有鈣、磷、鎂、鉀、鐵、銅等營養素。茄子中有百分之九十是水分，富含膳食纖維，紫色外皮也含有多酚類化合物。

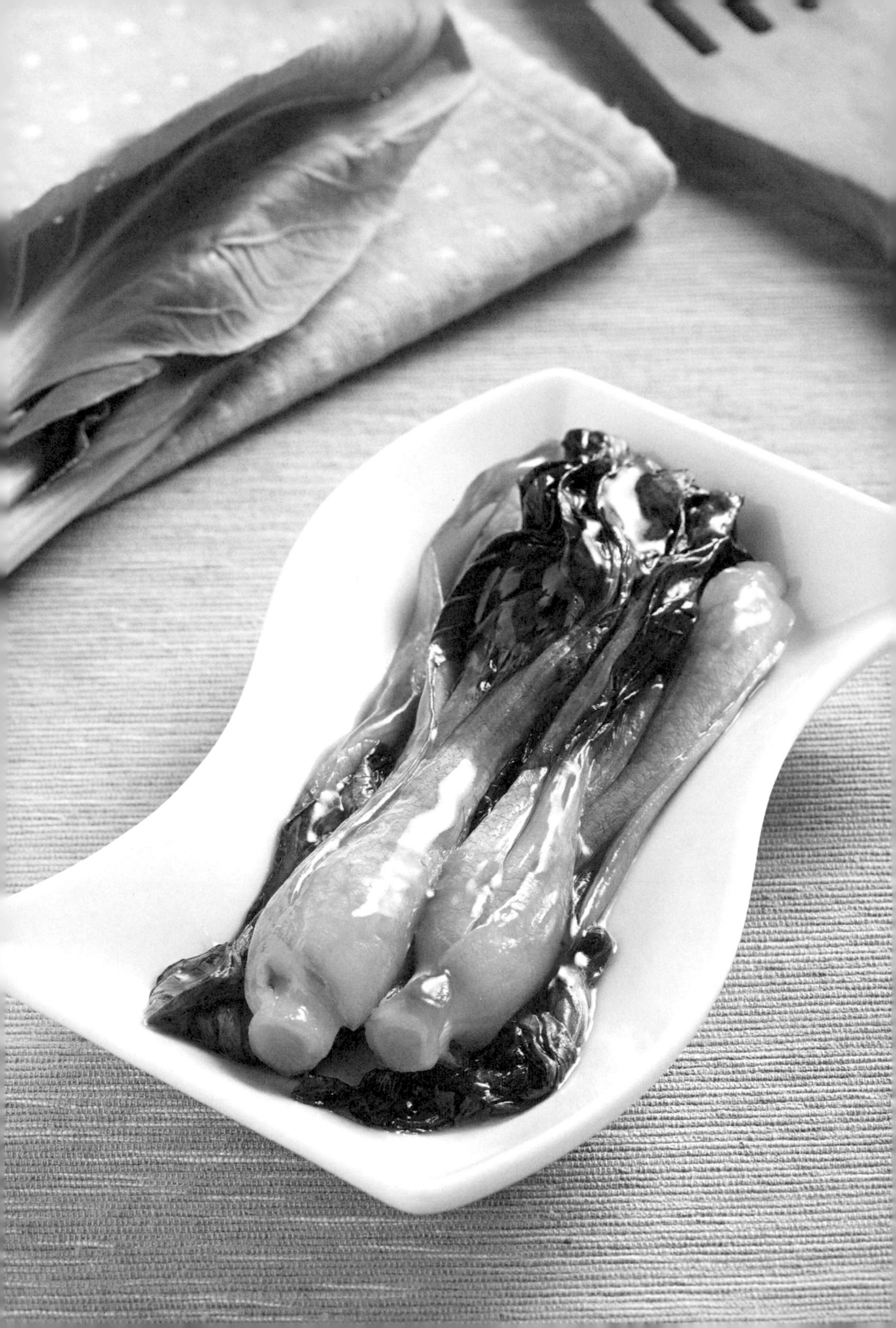

烤青江菜

材料

青菜（青江菜或四川菜）或菜心二、三斤，
醬油、鹽、糖少許，麻油數湯匙，清水兩碗。

做法

1. 青菜（青江菜或四川菜）或菜心洗淨，青菜不需切斷，整棵放入大鍋中，加水兩碗。（如用菜心，就要切斷，約二、三吋長，帶皮加水放入鍋中。）
2. 蓋上鍋蓋，用中火燒至水乾，常常翻動，不要燒焦。待水稍乾，即加醬油及少許食鹽，改用微火燜煮。
3. 等到菜或菜心變軟，加少許糖，輕輕鏟均勻，淋上麻油數湯匙，蓋上鍋蓋稍燜，即可盛出。

小提醒

1. 這是古早時保存青菜的方法，也成為一味家常的菜色，做法簡單，一次多做些，以乾淨的大碗盛放在冰箱冷藏，可以保存七至十天，食用時冷熱皆宜。
2. 青江菜可選用大顆、且根部粗大者尤佳，大顆青江可將菜縱剖為兩半，較能入味。
3. 冬季可選用菜心，外皮乾淨無損傷者，只要中心部分質細無渣，粗莖反較細者為佳，烹煮時要有耐心，入鍋加水量約需淹過菜心，水燒乾時才不致把鍋燒破。

營養成分

青江菜含有豐富維生素Ｂ１、Ｂ２和維生素Ｃ，鈣、磷、鐵等礦物質，以及豐富纖維質、天然抗氧化物等，多吃可以通腸胃。

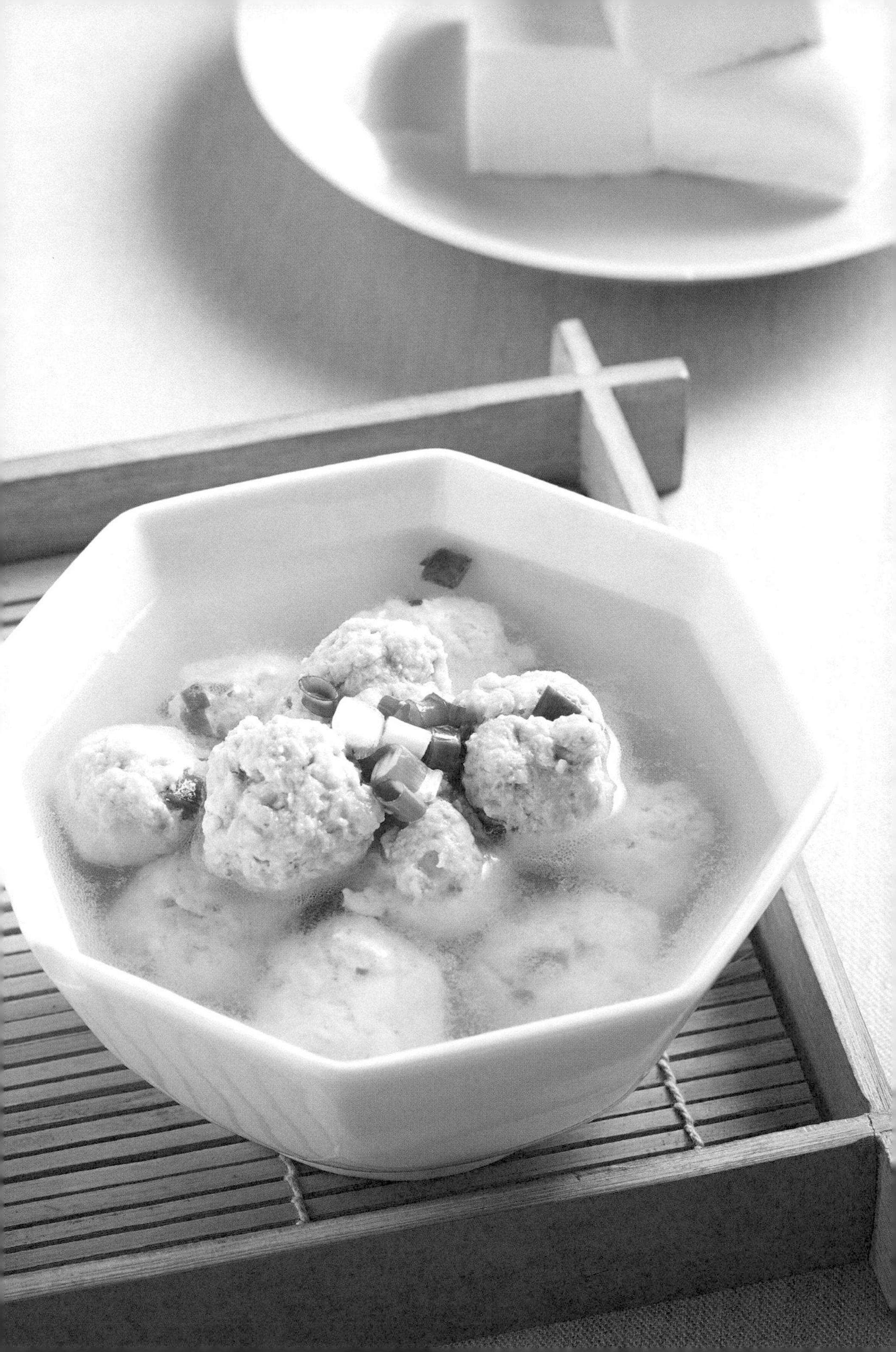

豆腐丸子湯

材料

嫩豆腐一盒，豬絞肉半碗，鹽半茶匙，
白胡椒適量，太白粉一湯匙，清水大半碗，
高湯一碗，蔥末、薑汁少許，蔥花一把，麻油適量。

做法

1. 嫩豆腐搗碎，與豬絞肉拌勻，加入鹽、白胡椒、蔥末、薑汁等調味，並滴入幾滴麻油增香。
2. 將豆腐餡搓成丸形，將太白粉以水調成芡，並將豆腐丸沾入芡水中，使丸子不至散開、凝為一體。
3. 高湯煮開後，將豆腐丸子放入湯中，待其滾沸，略調味並撒上蔥花即成。

小提醒

1. 豆腐餡要充分攪拌，使豆腐與絞肉可黏合在一起，入鍋煮時才不至於散開。
2. 高湯作底可提味增香，平日自熬大骨湯底，可冷凍備用，市售雞高湯罐頭亦可作為替代。
3. 豆腐丸子湯是清淡而營養的湯品，非常適合年長者或牙口不好者食用，若加入一些粉絲、青菜，則亦可當成主食。
4. 豆腐丸子也可以裹粉酥炸，乾吃夾饅頭、煮成火鍋湯，都是有趣的變化吃法。

營養成分

豆腐含有豐富的蛋白質、鈣、維生素 E、卵磷脂、鐵、鈣、磷、鎂等人體必需的多種營養素。由於豆腐含有豐富的大豆蛋白，不含膽固醇和脂肪，因而有助於心血管疾病的預防；大豆卵磷脂則對於神經、血管及大腦的生長發育有益，還能預防老年失智症。

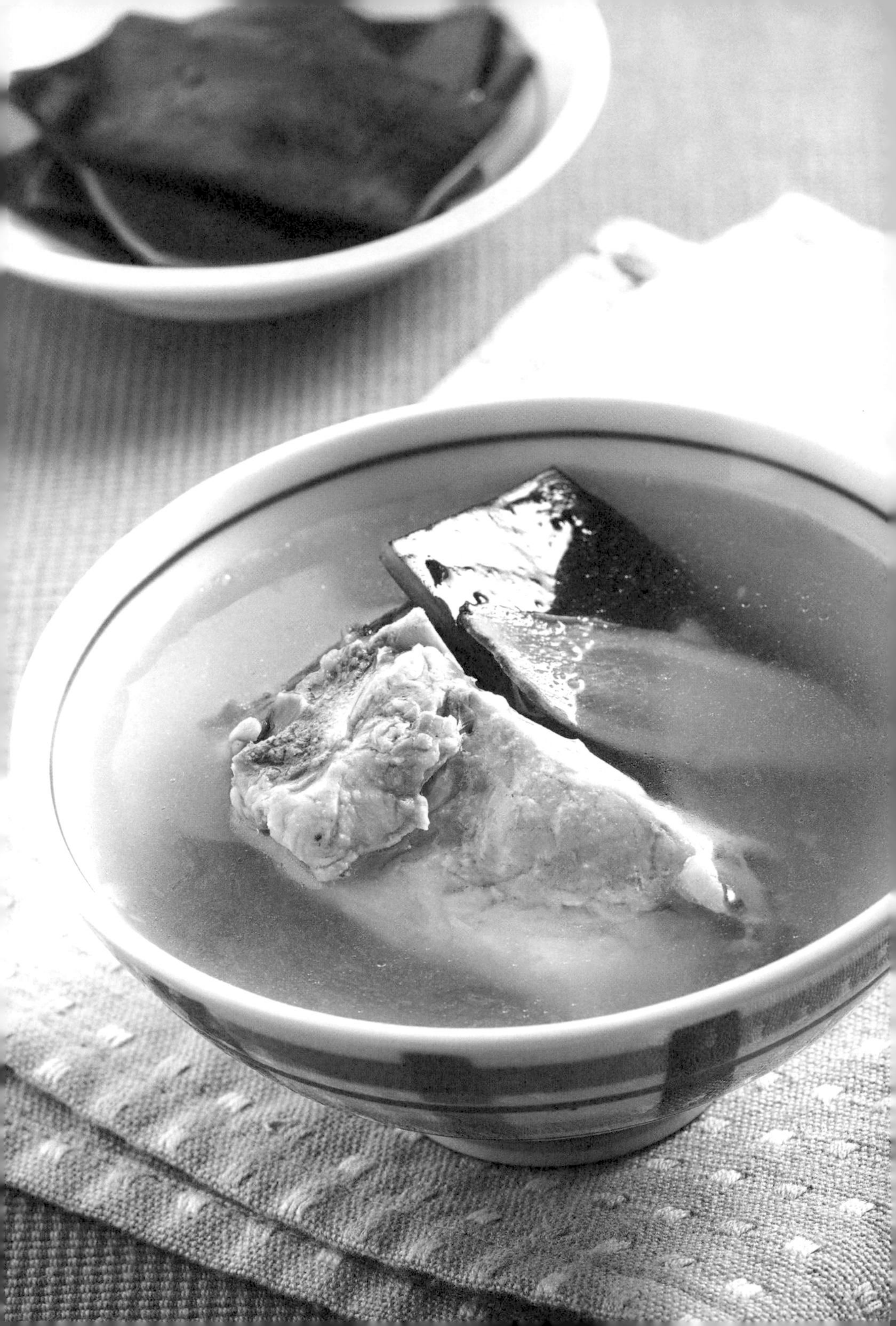

海帶排骨湯

材料

乾海帶兩條，豬排骨一斤，老薑幾片，鹽兩茶匙，清水適量。

做法

1. 乾海帶刷洗乾淨，以溫水充分泡發，將海帶剪成長約五公分的段落。
2. 排骨先去除油脂、洗淨，煮沸一鍋水，將排骨倒入鍋中燙除污穢血水，再更換清水重新煮湯。
3. 入排骨及泡好之海帶，加老薑數片，鍋中水須漫過排骨、海帶等，先以大火煮開，再轉中火。
4. 一個半小時後加鹽，並試探排骨是否軟爛、海帶是否柔軟可穿透，口感合宜即可上桌。

小提醒

1. 乾海帶一定要選購日本北海道的高品質貨，厚實且富膠質，不然，久煮不爛且味同嚼蠟，白白浪費時間。
2. 湯排骨一般均選用豬排骨，若用小排要事先去除肥油，並剔除太厚的肉，以免造成油膩之感。
3. 湯鍋中之水，第一次加過後即不可再加，故一定要多加湯水，將鍋蓋蓋牢，烹煮中不至蒸發殆盡。

營養成分

海帶有豐富的碘、鈣、膠質及不飽和脂肪酸，能使血液黏度降低、減少血管硬化，預防心血管疾病。而上面附著的一層白霜狀粉末為「甘露醇」，是一種珍貴的藥用物質，可以降低血壓、利尿、消腫。

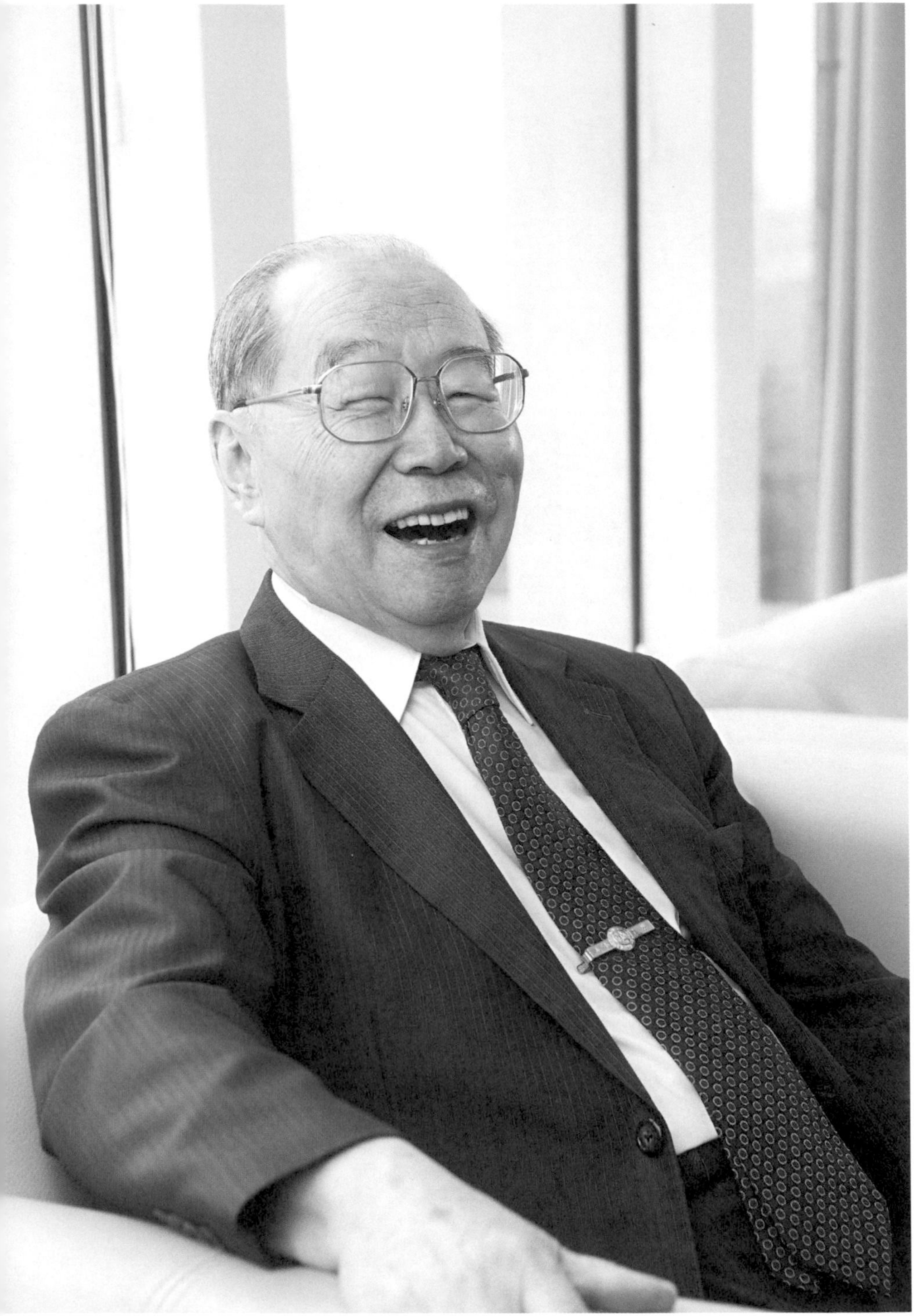

第四章

不老的秘訣：會管、會鬆、會笑

八十歲時，我自費出版了一本書《晚霞滿天》，在書中自稱「十樂老人」，這十樂分別是：創辦台灣發展研究院，終生研究中華文化，倡導家庭幸福的社會運動，推動中央警察校友會工作，終生講學教育青年，關懷社會關懷弱勢，喜歡到處旅遊、飽覽中外美景，高齡不老像神仙，常享天倫之樂，擁有信仰並與正義在一起。能夠擁有這些福分，和我努力實踐的不老秘訣有關。

在我的家鄉湖南，曾經流傳一個小故事：有三個九十歲以上的健康老人，談到自己的人生經驗。

第一個老人說：飯後千步走，活到九十九。

第二個老人說：晚飯留一口，活到九十九。

第三個老人說：討個老醜，活到九十九。

用現代語來解釋，就是：適當的運動、飲食的節制與情慾的調適。在過去農業時代，一個人能做到這三者就可以健康長壽，但是到了二十一世紀，社會環境和生活型態有了很大的轉變，還需要其他因素配合才行。我認為，現代人除了會動、會吃之外，再加上會管、會鬆、會笑，就是不老的秘訣。會管，是指情緒的調適第一；會鬆，是指工作與休息平衡第一；會笑，是指快樂第一。

千金難買好習慣，
一忙終身病遠離，
心地光明最環保，
滿懷喜樂壽頤期。

這是我在一年多前寫的詩句，想要身體健康，保持心情愉快，擁有良好的生活習慣絕對不可少，這是養生的根本；此外，學會放鬆，更是維持身心健康的最佳途徑。

規律作息，睡眠充足

我每天早睡早起，六點起床、十一點前睡覺，不熬夜、不賴床，已成為一種習慣。

早上六點起床，做完健康不老操、太極拳後，我大約八點開始上班、十二點午餐，下午等到員工都下班了，才最後一個離開，回到家裡用晚餐。十年如一日，生活作息十分規律。

此外，我也習慣中午睡一個小時的午覺，尤其是六十歲之後開始在東海當校長，一定要午睡，下午才有精神辦公。通常中午十二點休息時間一到，我會走路回宿舍吃飯，小睡一小時，除非有特殊的情況，才會放棄午休這個重要的時刻。這個三十年下來養成的午睡習慣，讓我有理由可以拒絕不必要的午間應酬，且多睡這一小時，讓下午的工作更有效率地完成，而醫學界也證實了午睡確實對健康有益。

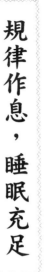

很多人有失眠的問題，但我晚上十點半到十一點之前一定上床，一躺在床上就睡著了，晚上頂多起來小便一、二次。從三十多年前開始，我和太太就開始分房睡，不是因為感情不好，而是睡眠時間可以互不打擾，不會因為另一半半夜起床上廁所、翻身而受到影響，所以我和太太的睡眠品質都很好。擁有充足的睡眠，讓我整天活力充沛，白天可以做些自己想做的事情，包括運動、散步、辦公、看書，受邀到各地演講，生活簡單又充實！

規律作息的好處多多，讓生理時鐘固定下來，體內循環自然不會亂了分寸，也就減少病痛入侵的機會，因此想要常保健康的人，一定要養成良好的作息習慣。

睡眠是身體修復的重要方式，一天工作或活動下來，至少要有七、八小時的睡眠，才能消除疲勞，恢復元氣與體力。我的睡眠習慣還不錯，每天晚上最遲不晚過十一點上床，睡前我會盡量放鬆心情，讓自己一躺上床就安穩地入睡。

一個人的睡眠狀況和健康息息相關，但是，睡眠量是否足夠，往往相當主觀。專家建議，可根據一個人白天的清醒程度，計算一個人所需的睡眠量，例如在白天很有活力、很有精神，就表示已得到充分的睡眠。一般來說、一天要睡飽七、八個小時，若少於四、五個小時就是睡眠不足了。

睡眠不足，人體內的壓力激素會升高，發炎情況也會增多，這兩者都導致免疫系統功能的降低、增加健康的風險，如：出現心臟病、糖尿病、體重增加等問題。睡眠不足不但會產生健康問題，還會影響注意力、處事能力、記憶力和心情。

有的人半夜會睡不好、失眠，有些是疾病造成的，有些是心理壓力造成的，有些則是飲食不當導致。身體有病導致晚上不好睡，一定要尋求醫生的協助，絕不可以隨便服用坊間的安眠藥、褪黑激素等藥品，那只是治標不治本，而且還會造成不好的影響。

飲食不當也會影響睡眠，吃得太多或吃得不對，都會使我們的行動遲緩、感到睏倦。早餐、午餐可以多喝水，多吃蔬菜和複合碳水化合物如米飯等，能使身體獲得滿足，同時又能維持白天長時間的活力。晚上則要早點用餐，睡前三小時就不要再吃東西，以免睡覺時造成腸胃的負擔。晚間也要減少咖啡因和酒精的飲用，酒精或許可以幫助入睡，但飲酒過量則會降低睡眠品質。

每天三個「半小時」、三個「半分鐘」

我每天固定早上六點鐘起床，醒來之後，第一件事就是平躺在床上，幫自己按摩大約半小時，接著起來洗臉、刷牙，練太極拳、吃早餐。

一整天下來，我有兩個重要的生活習慣，就是：三個「半小時」和三個「半分鐘」。

三個「半小時」指的是：早上和傍晚各運動至少半小時，中午午睡至少約半小時。

三個「半分鐘」則是——

第一個半分鐘：早上剛睡醒時不要馬上坐起來，睜開雙眼躺著半分鐘。

第二個半分鐘：坐起來後不要馬上下床，先坐在床上休息半分鐘。

第三個半分鐘：腳下床後不要馬上站起來，先坐在床沿半分鐘讓自己完全清醒，再站起來離開床舖。

我每天的作息，大致如下：

早上六點～六點半：起床，做床上健身操，在床上幫自己按摩三十分鐘。

早上六點半～六點四十五分：洗臉、梳洗，洗臉時充分搓揉自己的臉部。

早上六點四十五分～七點十五分：外出做半套太極拳，天氣不好時，在家裡的客廳進行。

早上七點十五分～八點：吃早餐，早餐喝豆漿、粥、簡單小菜、水果。

早上九點～中午十二點：辦公，到「台灣發展研究院」辦公室上班。

中午十二點～下午一點：返家午餐，午餐吃半碗飯、兩碟菜、一小碟肉、水果。

下午一點～二點：午睡，每天一定要午睡半個至一小時，讓精神更好。

下午二點半～五點半：辦公，返回「台灣發展研究院」辦公室上班。

傍晚五點半～六點：寫日記，每天傍晚寫三、四百字日記，記錄當天記事。

傍晚六點～晚上七點：返家晚餐，晚餐吃半碗飯、兩碟菜、一小碟肉、水果。

晚上八點～八點半：快走散步，晚餐後一小時，在家或外出快走三千步。

晚上九點～十點：陪伴家人，與家人互動、閱讀……等等。

晚上十點半～十一點：就寢，幾乎不熬夜，每天絕不超過晚上十一點就寢。

專家的話——李信達教授

睡眠讓人修復活力

如何從年輕時就開始維持健康呢？有四項最基本的要素：運動、均衡的營養、良好的睡眠、保持心理健康，缺一不可。其中，睡眠問題經常被大家所忽略。

配合太陽光線，白天活動、晚上睡覺

一般人睡八小時就睡飽了，能夠維持一整天的精神，如果你昨晚睡了八小時，白天還覺得累，除了身體太差之外，很有可能是睡眠出了問題。一般睡太長或睡太短，也可能是睡眠品質有問題造成的。通常來講，人的生理週期可以自己調整，有人說晚間十一點入睡比較好，但這一點尚未被證實，我認為每個人要依照個人的工作狀態，調整出最佳的睡覺週期，在預計醒來的時刻往前八小時準備上床，睡足七個半小時，而且在固定的時間入睡、有固定的睡覺週期即可。

能否安然入睡，最主要的關鍵因素不是幾點睡，而是「光線」！光線和人體的生理週期要配合得當才行。也就是說，作息一定要配合光線，在晚上睡覺、白天醒來，睡覺的時候要讓自己處於「夜週期」，睡覺時也最好關燈。沒有光線的時候，睡眠時期的荷爾蒙，例如「褪黑激素」才會慢慢作用；白天則要有足夠的光照。所以，絕對不能夠熬夜到天亮才睡覺，對身體會非常不好。

目前已經有實驗證明，若人處在全暗、沒有太陽照射的狀態下，生理週期是二十四點二至二十四點五個小時之間，也就是說，關於身體睡、醒、再睡的時間，每天會略微延後幾十分鐘想睡覺。因為有了太陽升、降，所以人的生理週期才會配合光照做微調，調整為二十四小時，由此可見光線有多麼重要，讓人的生理狀態可以配合一天的時間。

以前沒有電燈的時代，古人都是日出而作、日落而息，讓自己的作息配合太陽升降而調整。現代人因為有了電燈的發明，很多人的晚上也還是像白天一樣，其實是違反自然的。

在大夜班工作的人，晚上處在密閉的工作環境，要更留意晚上光照要足夠，最好盡量接受電燈的照射。而白天入睡的時候，則要保持周圍黑暗的狀態，最好用遮光性良好的窗簾遮住陽光，讓自己在黑暗的環境入睡，不然，很容易會有睡眠的問題出現。此外，也要儘可能讓自己的睡覺時間和週期固定下來。

最好的情況，當然還是白天活動、晚上睡覺。很多人說最好晚間十一點入睡，目前雖然沒有被科學證實，但大致上來說，如果晚間十一點入睡，睡七、八個小時，早晨六、七點醒來，是很合理的。因為通常清晨六、七點的時候，太陽就已經升起了，外面也開始出現人、車噪音，會影響睡眠狀態。

有人開著大燈或開著電視睡整晚，如果在受干擾的情況下睡覺，就是沒有效率的睡眠。這情形跟學生晚上熬夜讀書是一樣的，明明生理狀態已經準備入睡了，卻還勉強自己埋頭苦讀，那是自己騙自己，書本的內容一點都沒有吸收進去。想睡時就好好去睡、等醒來時腦筋清醒，加快腳步、專心學習，才是正確的做法。

保持居家環境整潔

我自東海大學校長職位退休之後，至今住在東海大學的宿舍，東海校園裡面的空氣很好，視野也非常遼闊。我每天早上都會在東海校園打太極拳，晚上則在校園快走半個小時，運動之餘也吸收了不少對身體有益的芬多精。置身在這樣舒服的環境之下，讓我的心情經常保持在開朗、正面的狀態。

我對居家環境沒有特別的講究，家裡陳設非常簡單，有的人會要求床鋪是名床、枕頭要睡好一點的，我的要求就是「簡單」、「乾淨」而已，但是我的東西都放得井然有序，像是衣服我都會摺好、掛得整齊，書籍也收得整整齊齊。

一個人的居家環境，可以反映出他的個性。如果一個人的生活環境和習慣井然有序，那麼他的工作、人際應對也會是有條理、有分寸的。行為規律，心境也會規律，不會受到外界影響而大起大落，自制力強，所以不要忽視居家環境的重要性。

定期做健康檢查

我有很多年沒有感冒，也沒有請病假，家裡連血壓計、溫度計、體重計也沒有，這是因為我從來沒有為健康問題煩惱過，所以沒有藉由一些儀器在家自我檢查的習慣。很多老人家擔心自己的身體狀況，一起床就量血壓、吃一堆維他命和補品，我覺得沒有必要，我一起床就是做運動，每天也只吃一顆綜合維他命和維他命C，我認為注重飲食均衡比進補來得重要。

我很感恩自己活到現在九十五歲了，身上沒有任何病痛及慢性疾病，最近一次的生病大概就是四年多前例行的身體檢查，檢查到攝護腺有點肥大，所以住院進行了一次攝護腺手術，開刀過程很順利，很快就出院，到目前為止，沒有出現其他的毛病。

雖然我的健康情況維持得不錯，但我覺得定期健康體檢真的很重要，建議四十歲以上的成年人，每年都要到醫院進行健康檢查。

定期檢查的好處有：

1. **早期發現，早期治療**。像一般人聞之色變的癌症並不等於絕症，倘若發現得太晚，延誤治療才會喪命！
2. **從檢查報告中的異常值，可以看出平時的不良飲食與作息習慣，加以改善**。控制住小毛病，才不會有大毛病發生。
3. **建立完整的家族病史**。提供醫師治療時的重要參考資料，避免誤診。

國內的全民健保制度完善，健保更針對四十歲以上成年人提供免費健檢，大家不妨善加利用，以下是相關規定及健檢項目：

給付年齡與時程	四十歲以上至未滿六十五歲，每三年給付乙次；六十五歲以上，每年給付乙次。
	1. 身體檢查：個人及家族病史、身高、體重、聽力、視力、口腔檢查及血壓。

服務項目	2. 健康諮詢：營養、戒菸、戒檳榔、安全性行為、適度運動、事故傷害預防及心理調適等。 3. 血液檢查：血液常規檢查（白血球計算、紅血球計算、血小板計算或血球容積比）、白蛋白／球蛋白、SGOT、SGPT、膽固醇、三酸甘油脂、尿酸、尿素氮、肌酸酐及血糖等。 4. 尿液檢查：尿液常規檢查（外觀、酸鹼度、蛋白質、糖、潛血、紅血球、白血球、膿細胞、上皮細胞、圓柱體等）。
受檢方式	每年七月一日至十二月三十一日，持全民健康保險卡及身分證至特約醫院、診所接受檢查，健保卡僅作查驗之用，不需加蓋戳章，除掛號費外，接受本服務時不用繳交部分負擔。
辦理院所	具有家醫科或內科之專科醫師資格的特約醫院、診所或衛生所，可辦理本項服務，目前共有二千四百多家特約院所辦理本服務。

資料來源：中央健保局

調整情緒，不要給自己太大壓力

我一年到頭經常都是笑臉迎人，因此，常有人問我：「梅校長，您都不會發脾氣嗎？」

我是個樂觀的人，不容易被四周的人、事、物所影響。不過，人是感情的動物，擁有七情六慾，一旦情緒失調，很容易引起身體狀況失衡，想要活得健康快樂，就必須努力調適自己的情緒。

在我的「健康十誡」中，情緒鬆、情緒蓬就是情緒問題，若精神上能蓬勃又能輕鬆，就能維持健康。

適時地表達情緒，是人的真性情，但表達的方式要有分寸、有節制，不傷害自己，也不傷害別人。

俗話說：「退一步海闊天空」。凡事懂得包容他人、寬恕別人，會讓自己的內心得到安寧。

想要讓喜怒哀樂合乎健康之道，只要把握孔子說的：「喜怒哀樂之未發，謂之中；發而皆中節，謂之和。中也者，天地之大本也；和也者，天下之達道也。致中和，天地位焉，萬物育焉。」

民國二十九年，我從中央警官學校畢業，留校擔任助教、組長、教官、副教授，接著轉任內政部科長、專門委員，後來擔任台灣省警察學校教育長、中央警官學校校長、東海大學校長，生活十分忙碌充實。

曾經有人問我，每天工作這麼忙，是否感到很大的壓力？

我回答：「我從來沒有壓力，即使再忙也沒有壓力！」

回顧這一生，我做過最緊張的事情，應該是民國六十二年，當時的總統蔣經國先生派我去美國反統戰一年，那對我來說是非常大的挑戰。當時，我在毫無預警的情況下被指派了這個秘密任務，我以「老百姓身分」前往美國，身上背負著重大使命，隨時都處於神經緊繃的狀態。為了保密防諜，有三個月的時間，我每晚都在不同的地方住宿，可能今天在紐約，明天又飛到華盛頓、洛杉磯，就像電影「〇〇七」一樣緊張刺激。那一年的經歷，讓我即使至今仍難以忘懷。

經過一些人生中的大風大浪，不管面對任何事情，我都抱持著「人生沒有什麼解決不了的事」的態度，樂觀以對。工作上的壓力，說穿了只不過是自己對事情的要求罷了，只要努力將自己的能力發揮到極限，時間到了，壓力自然就會消除了。

我是一個出生於湖南鄉下的農家弟子，但是一路從中央警官學校畢業、榮獲高等文官考試普通行政優等第一名、經蔣委員長選定到美國攻讀華盛頓州立大學警察行政學碩士，最後獲得美國密西根州立大學政治學博士學位，主持了兩所大學，在十幾個大學教書，門生滿天下。這絕非個人的努力就能做到，我不僅是幸運的人，更是一個「蒙恩的人」，因此我常心存感恩。

此外，我也是一個心思單純的人，九十多年來，無論求學、做事做人，我謹記嚴守《大學》中的「三綱、八目」——明德、新民、止於至善，格物、致知、誠意、正心、修身、齊家、治國、平天下。抱持「壹是以修身為本」的信條，嚴以律己，寬以待人。在「一勤天下無難事」和「誠者物之終始，不誠無物」的信念之下，不斷學習，全力以赴，為國家、社會大眾服務。

我雖然是政治學博士，卻選擇了教育做為終身職志，曾經有多次進入政界的機會，我也都毅然決然地放棄了！教書是我一生中最大的興趣，九十歲時，我仍然在東海大學開課，只要站在講台上面對學生求知若渴的眼神，就覺得快樂無比！

遇到比較困難吃重的工作時，我的抒壓方式很簡單，就是小睡一會兒，睡一覺起來，什麼煩惱都沒有了。有時我會唱唱歌，哼一些歌曲來調劑心情，不過我唱的歌都太老了，大概只有我這個年代的人聽得懂，所以自娛成分居多。

正面思考，常存感恩之心

在日常生活中，要讓自己過得快樂，就必須學會正面思考。我幾乎從來不生氣，因為生氣的情緒會破壞正常的思考。

有些人常常會抱怨工作壓力大、錢賺得少、家裡孩子不聽話……生活中的難題很多。對我來說，我從來不覺得有什麼事做不到，天底下沒有什麼事情是不能解決的，因此不要找自己的麻煩；心裡不快樂的人，大都是想不開，自己找自己麻煩。

過去幾十年，我經常在海內外趴趴走，接受各種演講的邀約，我很喜歡像這樣藉由工作接觸外界。但是今年，我的子女及公司員工考量到我的年紀大了，開始下「禁足令」，希望海外的演講邀約，我統統不要去。雖然被「限制出境」，但我一點也沒有覺得不開心，換個角度想，國外去不成，台灣還是很多地方我沒有去過，而且我活到這把年紀了，仍然有體力搭車、走路，一個月之中還有幾天可以自己坐高鐵從台中到台北開會，真的很感恩！

人要常存「感恩」之心才會快樂，要經常感恩父母健在、感恩兄弟姐妹都很好、感恩自己可以正常生活、工作，就不會被負面的情緒所打倒，勇於接受各種生活中的考驗和挑戰。

每天寫日記

我的記憶力雖然沒有從前那麼好，但很多幾十年前的事情、數據，我到現在都還記得一清二楚。這是為什麼呢？因為我每天都寫日記！

從六十年前，我就開始養成每天寫日記的習慣，我用的是一大本的記事本，裡面清楚地將每一天以半小時作區隔，寫下每天的行程、幾點和誰碰面、發生什麼事，我會在日記上記錄一些生活細節及心情。

每天大約在傍晚、工作告個段落，準備返家晚餐、休息的時候，我會靜下心來，回想今天發生了什麼事，有什麼值得記錄下來的，以及提醒自己的地方，大約每天寫個三、四百字，有時寫個兩句話，讓自己保持認真思考的習慣。

寫了幾十年的日記，我覺得寫日記的最大好處，是不會忘記當天做了什麼事、當時的心情如何。事後有需要查詢的事情，還可以再回去翻閱。若有重要的事情，時間久了不一定記得，就算記得也是很模糊的印象。日記是幫助我回想的好工具。

我把每一年的日記都歸納整理好，六十年下來，至今也累積了大約六十本了。長久下來，這些日記變成了我的人生縮影，記錄了我的整個人生。

每天傍晚花個十幾分鐘記下一天的生活，這個習慣已是我的生活一部分，我不會因為今天是假日、不用上班而停止寫日記。

另一方面，可能是因為寫日記的關係，讓我面對事情時總是習慣予以歸納、整理；我在開會時，也會將自己的想法、觀點、交辦事項、需討論的具體事項，把整個事情的架構都先想好，條列得非常清楚，再和同事討論。

養成閱讀的習慣

我雖然已經九十五歲了，仍然每天保持閱讀的習慣，空閒的時候，我會大量看書、看雜誌，像是《TIME》（《時代》雜誌）、《商業周刊》、《讀者文摘》等等，尤其《TIME》是我必讀的刊物，每一期都不會錯過，從雜誌中，我吸收到國外最新的資訊，不會因為年紀大而和世界脫節。不過我畢竟上了年紀，眼力不太好，有輕微的白內障，除了戴老花眼鏡外，還需要放大鏡的協助，才能順利閱讀文字。每當看書累了，我就閉目養神，休息一下再繼續。

其實，閱讀並不是什麼了不起的大事，並不需要特別找時間出來做。閱讀可以隨時進行，只要有空就可以讀一點東西。

很多人上了年紀，會以工作忙沒時間、看書眼睛會痠……等理由，離書本、刊物愈來愈遠，我建議大家年輕時就要讓閱讀融入生活之中，變成像呼吸、吃飯一樣自然，到時候就算你想拋棄閱讀，恐怕也很難。如果自己閱讀會有惰性，不妨找三五好友組成讀書俱樂部，定期分享讀書心得。

閱讀的時候，可以讓自己內心安靜下來，專注在書本上，訓練專注力。而且閱讀也可以刺激腦部、活化腦細胞，讓文字與大腦連結，引發新的想法和感受。我相信常常動腦思考的人，得老人失智症的機會也會減少。

除了長期閱讀、廣泛的閱讀，另一個活化腦部的方法，就是保持溝通。我到現在都還經常和年輕人開會討論事情，一方面是因為我從擔任東海大學校長以來，就長期和年輕人相處，所以還算跟得上年輕人的思維。另一方面也是因為我一直保持閱讀的習慣，吸收了很多國內外最新的知識和觀念，因此不少年輕晚輩願意跟著我一起工作、學習，不會覺得我是一個食古不化的老人。

我唯一跟不上時代、和年輕人脫節的地方，大概就只有不會用電腦、不會上網了！我可以說是個「電腦盲」，目前還是用手寫信、寫會議紀錄、寫書的文稿也是手稿，想到什麼就隨手寫下來。

常跟年輕人在一起，心態不老

我很喜歡跟年輕人在一起，我也很鼓勵大家要「向下交朋友」：五十歲的人現在開始就要多結交四十、三十歲的朋友，這麼做的目的是——儲備八十歲之後的朋友。因為啊，隨著年紀增長，同齡的朋友很多會凋零、過世，就算在世的也可能身體愈來愈不好，沒辦法出門。所以除了同輩的朋友之外，往下交年輕朋友是很有必要的，免得老了沒有朋友。

很多人年紀大了、過了退休年紀，有時無事可做，便會感到孤獨和寂寞，心情憂愁。和年輕人一起交談、閒聊，可以感染到快樂的心情，消除不益於健康的憂鬱情緒，而且可以改變舊觀念、接受新事物。

我長期在教育界，常跟年輕人互動，可以讓自己的語言、思想往下溝通。年輕人思想活潑、有青春活力、新的事物接收得多，和他們多交流，可以摒除自己的成見。千萬要避免倚老賣老，覺得自己年紀大比較優秀、想法比較成熟。和年輕人交朋友，彼此多學習。年輕人肯學習，勇於向新事物挑戰，老年人也要一直學下去，跟得上時代潮流，與時俱進。「活到老、學到老」，有了這樣的學習精神，更可以青春永駐。

和自己的子女、孫子輩互動也是好的，多聽聽他們年輕人的意見，了解現在流行什麼。不過記得要多傾聽、也要讓孩子們自己發展，不要干涉太多，原則是只要年輕人不做壞事就可以了。

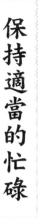

保持適當的忙碌

在我的人生裡，沒有「退休」這兩個字，我曾經前後從不同領域退休了四次：五十五歲時從中央警官學校校長的職位退休，之後從韓國亞太文社中心的執行長任內退休，七十四歲從東海大學校長的位子退休，後來又接任世界梅氏宗親會理事長、中央警察大學全國校友總會會長，現在是台灣發展研究院創辦人兼院長，即便已經九十五歲了，仍然持續不懈地站在工作崗位上，貢獻一己之力。

「忙就是營養大補帖」、「愈忙愈有勁」、「我忙知我健」就是我的生活寫照，讓自己保持「忙碌」，也是我能夠長壽的原因之一！適當的忙碌，可以讓腦部一直活化、思考，也不會過於擔心「老」這件事，害怕死亡的到來。老是一件很自然的事，與其擔心老，不如多注意自己的健康。我的一些好友都已紛紛辭世，高中、大學的同班同學也大都去世，看到同輩們一一離開人世，我的心裡當然會難過，但這也是人生必經的過程。

從年輕時候開始，我一直忙碌地工作，經常手邊同時有三、四個工作在進行，每天八小時的工作時間絕對不夠用，一天工作十二小時是常態。奇怪的是，我愈忙愈有勁，如果有一天忽然閒下來，就會渾身不舒暢，好像得了流行感冒一樣。

醫生說：你大概是「工作狂」吧！有工作狂熱的人是不怕忙碌的，他們以忙為樂，以忙為享受。我確實為工作著了「迷」，在忙碌時覺得快樂，沒有浪費時間，也很有成就感。醫生還說，忙可以刺激腎上腺素，使人興奮，就像喝了濃咖啡一樣。我喝了咖啡不會興奮，同樣地，忙對我來說，也是百益無害。

每個人的工作習慣不同，應該依照自己的「工作節奏」去工作、生活，在工作時間忙碌、在休息時放鬆；若在工作時間鬆弛懶散，反而對健康有害無益。

現代人常覺得退休後還要工作是很辛苦的事，但我反而覺得，即使退休了，仍要找事情做。我有很多親友，一旦退休便處於無所事事的狀態，反而懶出一堆慢性毛病來，結果沒幾年，就向上帝報到去了。

根據我個人的體會，忙碌的益處，在於使我們的四肢以及頭腦可以不停活動，保持神經系統的警覺和敏銳，新陳代謝也持續進行，全身關節舒暢。反之，如果整天懶散度日，身體各部位都會變得僵硬，要如何能維持健康呢？

星雲法師曾說：「忙就是營養。」對很多人來說，「忙」就像一帖大補藥，可以使精神旺盛，面對事情不退縮。

當你閒得無聊，覺得無事可做、茫然不知所措的時候，不妨找一些工作來做，例如做志工、義工，或是學習、培養一項嗜好，也可以定時運動，讓自己的思緒和身體都活動起來。對於一些銀髮族來說，打球、寫毛筆字、繪畫……等等，都是不錯的活動。

我們的祖先造文字很有學問，「活動」兩個字就是「要活就一定要動」，如果腦子和身體都停滯不動，長期下來，活下去就有問題了。有些老人家的心態不正確，覺得自己老了，應該要休息。如果你開始有了「老」的念頭，身體也就開始跟著老了。因此，即使活到八、九十歲，還是要勉勵自己，保有四、五十歲的心態，「活到老，學到老」，適度的忙碌，對健康是有益的。

放自己大假

當然，我的忙是工作時間的忙，不是指休息時間的忙。休息的時候，我一定好好的休息，在休息和工作當中、在忙與閒之間取得平衡，特別是忙碌過後更要懂得放鬆自己，才能維持健康的最佳狀態，不要像繃緊的橡皮筋一樣，一旦緊到極致會斷掉，身體狀況反而一敗塗地。

當你忙到覺得身體勞累，或是吃不消的時候，就要趕快緊急煞車，調整一下工作節奏，必要時可以做些運動和體操來放鬆（例如「健康不老操」），或是換個環境轉換一下心情。如果將工作節奏放慢以後，依舊覺得疲憊不堪，那就不妨好好休息，放自己幾天假。

你可以試著挪出一段時間暫時離開工作崗位，去做一些輕鬆而且讓自己高興的事，也就是所謂的「充電」。一個人不可能天天都沉溺在工作中，要讓自己的身心得到適當的休息，並且進行一些不受工作拘束的思考。等到身心休息足夠後，再以旺盛的精力投入工作。

週休二日，上班族不妨安排一些家庭活動，例如：外出旅遊、爬山、外出用餐……不過記得要安排得恰當，如果行程排太滿，外出時太勞累、用餐吃太撐，搞得比平日上班還累，不僅對健康有害，而且還會降低工作效率，達不到休息和充電的效果。

這幾年流行出國旅行，很多人都以出國為「充電」的管道。而不論是團體旅遊或自助行，要留意的是，別把旅遊行程排得太緊湊，否則會花費太多時間在交通上，能夠真正放鬆、充電的時間反而減少。

旅遊是生活調味劑

旅遊是現代人常見的休閒方式，透過旅遊，可以讓身、心獲得放鬆，日後回想起來，更是快樂無窮。

我很幸運地，從民國六〇年代起，因為出國開會，而有很多到國外觀光旅遊的機會。四十年來，我造訪過四十多個國家，增加了許多的見聞和旅途中的樂趣。

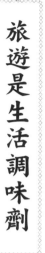

我曾在美國居住六年，美國的國土廣闊，有很多自然景觀蔚為奇觀。美國建國只有二百多年，沒有「古蹟」可看，因此到美國遊覽，主要是觀賞美麗雄壯的大山、大水，光是沉醉在大自然的懷抱之中，就值回票價了。

歐洲則是有許多古蹟、廢墟。我在一九六五年獲得美國密州大學政治學博士以後，利用離美返台的期間，取道英國、法國、比利時、荷蘭、德國、義大利、黎巴嫩和泰國，花了一個月的時間在當地旅遊。之後，我又陸續遊覽了西歐二十多國，與北歐的芬蘭、丹麥，中歐的捷克、瑞士、匈牙利、波蘭，和南歐西班牙，以及愛爾蘭等，在旅行途中，深深感受到歐洲人妥善保存歷史古蹟的用心。

此外，最令我感動的有兩件事是：第一、歐洲國家對古蹟和文物的保存與愛護，可說是無微不至，愈古老的國家，例如義大利，對其「廢墟」如羅馬競技場、龐貝古城等，都能保有其損毀後的原狀，讓觀光客有回到歷史現場的感覺。第二、所有景點都儘可能保持得整齊清潔，導遊人員也很專業，例如有次我在荷蘭阿姆斯特丹乘小輪遊運河時，導遊小姐居然用四種語言解說，速度如連珠砲，但咬字清晰，把沿河的景致介紹得清清楚楚，讓我非常佩服。

西南亞洲我也曾造訪過，去過的地方有以色列、黎巴嫩、伊朗、印度到泰國、越南、菲律賓和印尼，這些國家都很古老，與中國的歷史相當。最有趣的是這些地區和美國、歐洲以及東北亞國家大不相同，而且宗教氣氛濃厚，也是世界主要宗教的發源地。眾所皆知，佛教來自印度，基督教來自以色列，回教（伊斯蘭教）來自中東，所以，到這些國家去觀光旅遊，廟宇往往是了解當地歷史的最佳景點之一，可以從中了解不同國家的民族性。

我比較特別的旅遊經驗，是去大洋洲的「巴布亞紐幾內亞」（簡稱「巴紐」）。「巴紐」雖然是大洋洲的大國，和澳洲、紐西蘭的景觀完全不同，它的全國面積相當台灣的十三倍，人口卻只有六百三十萬人左右，人民完全是當地的原住民，高山、森林、大河、土人茅屋、原始舞蹈、樹葉包的食物，這些也都是其他國家看不到的。

我曾因工作關係造訪過非洲國家馬拉威、南非共和國，並且和太太一起在當地旅遊。馬拉威現代化的程度很高，但城市很小，市區人口只有幾萬人。南非共和國因地處非洲大陸最南端，加上土地平坦肥沃，氣候溫和，成為非洲最先進、最富庶的國家，都市化程度不輸給歐、美各國。最著名的景點是國家公園，以及最南端的好望角，可看到大西洋、印度兩大洋的交會處，非常值得欣賞。

這幾年有愈來愈多人造訪拉丁美洲，我和太太曾到過墨西哥，參觀著名的印第安人「金字塔」，很有特色。但印象最深刻的是墨西哥人對音樂的愛好，許多餐廳在用餐時一定有音樂演奏，而且表演者的音感、節奏都有世界水準，聽來非常過癮。拉丁美洲的哥斯達黎加，是全世界唯一橫跨太平洋、大西洋的國家，地勢較高，氣候涼爽，風景優美，有「中美洲瑞士」之稱。

我還去過南美洲大國阿根廷，旅遊重點是世界三大瀑布之一依瓜蘇（Iguazu）大瀑布。美加邊境的「尼加拉大瀑布」（Niagara），以「壯」聞名，而依瓜蘇大瀑布則以「多」取勝。它位於阿根廷和巴西的邊界上，瀑面曲折，非常寬廣，自下仰望，如萬馬奔騰自四面八方而來，超級震撼！

阿根廷也是吃牛排的勝地，因為當地地廣人稀，畜牧事業極為發達。我印象中吃過令人垂涎三尺的美味牛排，就是在阿根廷。旅遊當中除了觀光的滿足，吃的享受更讓我回味無窮！

培養嗜好

我們常常可以看見，一些上了年紀的老先生、老太太們，一上麻將桌就變得生龍活虎，一連八圈、十六圈打下來，還是能夠談笑風生，即使熬夜也無所謂。嗜打高爾夫球的人也差不多，有些人平常走路要人扶，可是一到球場就成了一條龍，打九洞輕鬆得很！

由此可見，嗜好可以使人忘憂、忘記時間、忘記一切煩惱，有時甚至還可以治病，有預防疾病的功能。選擇一種正常、良好的嗜好，不但可以延年益壽，也是保持不老的秘訣。

嗜好是需要相當長的時間才能養成的。如果能從青少年時代開始最好，但即使到了中、老年人，也可以從頭開始培養興趣。

國民黨開國元老，曾任司法院長、總統府秘書長的黃少谷先生，七十歲時因為身體健康欠佳，朋友勸他去打高爾夫球，他雖然入門的時間很晚，但從此養成了興趣，在進行高球活動時放鬆身心，疾病也獲得舒緩，又健健康康地多活了十幾年。

一些常見的消遣也是相當適合老年人的活動，例如：練書法。這是中國人獨有的藝術，由於中國文字每一個字都有不同的造型和氣勢，幾千年下來，形成了篆、隸、楷、行、草、甲骨等不同的字體。將練書法當成嗜好，有一些益處：包括四肢靈活、不易產生關節炎或四肢疼痛；思路清晰，不易中風及患其他腦科疾病；精神放鬆，不易有憂鬱症和高血壓等，是預防疾病的良方。

我太太六十歲才開始練書法，她現在九十歲了，仍然和我一樣十分健康，就是明顯的例子。

繪畫、攝影，功效和書法大致相同，都是可以使人靜心、專注的嗜好。不過這兩者是戶外活動，可以將自然美景納入腦海、將新鮮空氣吸入體內，加上經常要出外活動，比練書法更勝一籌。

享譽國際的中國書畫大師張大千、黃君璧、溥心畬等人都相當長壽，名聞全球的攝影大師郎靜山更是活了一百多歲，都是培養藝術方面的嗜好可以健康不老的見證。

不少對於養生有益的運動，如打高爾夫球、乒乓球、太極拳、散步等，都是比較不劇烈的運動，可以讓四肢和腦部經常處在活動的狀態，是非常好的嗜好。像我每天早上必做的「健康不老操」及太極拳，就是培養多年的嗜好。

益智方面的嗜好，包括閱讀、集郵、蒐集各類紀念品，這些都要動腦，卻不用花太大的力氣的嗜好。像我每天一定閱讀雜誌、書刊，讓自己的頭腦保持思考狀態，也不會與社會脫節。

近幾年流行「樂活」，許多人追求自然有機的飲食之道，在自家庭院種菜食用，將嗜好融入飲食生活當中；種花、種樹、種菜、剪草、養魚和插花等等，既動腦動手，又不必太費力，也是維持健康不錯的選擇。

會笑：快樂第一

我在八十歲的時候，作了一首自勉詩：

人生八十第三春，
不作三等大國民；
字典裡面無「老」字，
滿懷喜樂向前行。

第一春為國家服務，第二春為社會服務，第三春為眾人服務。三等為：等吃、等睡、等死。

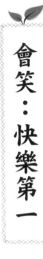

「滿懷喜樂向前行」，是我八十歲以後的心態，凡事都以喜樂的心情面對。

所謂「一笑一少，一怒一老」，許多人常說我笑口常開，其實「笑」，正是我維持不老的秘訣之一。

快樂不僅可以防止疾病，也可以延年益壽。

聖經上說：「喜樂的心乃是良藥，憂傷的靈使骨枯乾。」

快樂是健康的必備良藥，科學上的研究也已經證明：快樂是腦內嗎啡的來源，是防止衰老的有力分泌物。想要健康不老，就必須以樂觀、積極的態度過生活。

「快樂量表」測出你的快樂程度

美國著名的心理學家愛德華・丁納博士，有「快樂博士」的稱號，他發明了一個簡單的「快樂量表」，可以衡量自己的快樂程度。這個量表一共問五個問題，每個問題自己給一～七的分數，一分最低，四分是中間，七分最高。

〈快樂量表〉

以下有五個問題，請誠實作答。其正確度以一～七評分。

一分	二分	三分	四分	五分	六分	七分
完全不正確			有點正確			絕對正確

這五個問題是：

1. 我的生活很接近我的理想？（一～七分）

2. 我的生活狀況非常好？（一～七分）

3. 我滿意我的生活？（一～七分）

4. 到目前為止，我已經得到想要的了？（一～七分）

5. 如果能重活一次、我幾乎不會想改變現狀？（一～七分）

【總分】：

得分在三十一～三十五分之間：你對目前的生活非常滿意（快樂）。

得分在二十六～三十分之間：你對目前的生活很滿意（快樂）。

得分在二十一～二十五分之間：你對目前的生活略微／還算滿意（快樂）。

得分為二十分：中間點（快樂、不快樂各半）。

得分在十五～十九分之間：你對目前的生活略微／有點不滿意（不很快樂）。

得分在十～十四分之間：你對目前的生活不滿意（不快樂）。

得分在五～九分之間：你對目前的生活很不滿意（很不快樂）。

快樂八行動

有些人或許會覺得，要擁有財富才會有快樂。但如果沒有健康，空有財富也不會快樂。

根據美國心理學家馬丁．西里格曼、瑞．富爾納及柳博米爾斯基等學者共同研究的結果，他們認為年齡、金錢、婚姻等因素都和快樂沒有直接的影響，以下八項行動才是快樂的根源：

1. 記住自己的福分，心存感恩之心：每週列出一個星期以來值得感謝的事、快樂的事，加以回味；儘可能列出不同的事，而且持續下去，就會感覺快樂無限。

2. 對人和善：要很自然自在地善待別人，無論面對親友或是陌生人，都保持和善態度，隨時去幫助一些需要幫助的人，這樣人家會感謝你，你也會從內心產生快樂。

3. 欣賞生活中快樂的事：注意日常生活中值得高興的事情，例如一個好天氣、一朵美麗的花、一頓美食等等，都要用心欣賞。

4. 感謝幫助過你的人：任何一個幫助過你的人，不要忘記馬上去感謝他，這樣一來，你的內心也會有無比的快樂。感謝和被感謝都是正面的力量，可以增加快樂。

5. 學習寬恕、原諒別人：人非聖賢，孰能無過。不懂得寬恕，心存報復，只會讓自己陷入不快樂的困境。要懂得寬恕傷害你的人，心裡才能得到平靜，也是一種了不起的成就，有這種寬闊的胸襟自然快樂無比。

6. 多與親友相處：把時間和金錢多多用在家人、好朋友身上，與他們建立良好的關係，這比金錢、地位、健康所帶來的快樂要多得多。

7. 注意自己的身體：睡眠要充足，經常運動、笑臉迎人，會讓你有好的心情，也會讓你對生活感到滿足。

8. 預設困難來臨的準備：人總會遇到不如意的時候，要早做準備，到時才能安然度過，不妨想著「天塌下來有高個子頂住」及「任何苦難都有過去的時候」等樂觀的話語，可以排除壓力和憂傷。

快樂的四種真諦

在日常生活當中，我想引用大陸醫學名家洪紹光教授所說的，來闡述快樂的真諦。

1. **助人為樂：**聖經說「施與比接受更快樂」，人生最大的快樂就是助人，在幫助別人的過程當中，可以淨化靈魂、昇華人格。有錢人可以把錢捐給貧苦的人和慈善單位、教育機構，這樣雙方都受益。若沒有錢的人，則可以在生活當中隨時用行動幫助別人。

2. **知足常樂：**有句俗話說，人比人，氣死人。事實上錢多、風險大；地位高、壓力大，一切都是相對的。只有知足惜福才能常樂。

3. **自得其樂：**人在倒楣的時候，記得：一定要保持快樂。所謂「風水輪流轉」、「月有陰晴圓缺，人有悲歡離合」、「十年河東十年河西」，沒有一個人可以永遠走運，也沒有一個人永遠不幸。十九世紀著名的法國作家巴爾札克講過：「苦難是生活最好的老師。」你現在不順遂，意味著光明就在前面。所以，要懂得自得其樂，禍福相依，無論在順境或逆境，都要保持快樂的心情。

4. 以苦爲樂：「苦難」不僅是生活最好的老師，更是快樂的來源。能夠以苦為樂的人，才會堅持自己的信仰和原則，勇往直前。俗語說：「吃得苦中苦，方為人上人。」心理上能勝過苦難，勝過一次就快樂一次，會使自己更有信心，更加健康。

人生之中難免會遇到痛苦的事情，如果不能將心裡不痛快的事情化解，很容易抑鬱成疾，變成大病。在我漫長的人生過程中，也經歷過不少挫折和打擊，但我常以古人「古今多少事，都付笑談中」來自勉，並泰然處之；當你笑口常開，健康自然隨之而來，這是亙古不變的定理。

幸福家庭的秘訣

二十多年前，我創立了「中華民國幸福家庭促進協會」，在成立大會上，我請了德望高重的副總統謝東閔先生前來演講。開始演講之前，他突然問我一句話：「可望兄，你覺得家庭怎樣才能幸福呢？」

我的腦中突然靈光一閃，調皮地回答他：「只要大家都向副總統看齊，人人都以太太為尊，家庭自然就幸福了！」

謝副總統聽了，哈哈一笑，說：「你說的有道理。」

二十多年來，每次我參加晚輩的婚禮時，若是上台講話，我多半是宣揚「家庭要幸福，在家裡要以太太為尊！」的主張，此話一出，常常獲得現場熱烈的掌聲。

以前是農業社會，婦女在家庭的地位比較低，一般人多半抱持「夫唱婦隨」、

「丈夫是一家之主」的傳統觀念。

我當時提倡「家庭應以太太為尊」的觀念，似乎有點「離經叛道」，但事實上，太太掌握了家中的經濟大權、打點家中一切事物，讓先生可以無後顧之憂在外面打拚，是無可否認的事實。俗話說「成功的男人背後，一定有個偉大的女人」，我認為，自己能在事業和健康上打下良好的基礎，太太功不可沒。

很多家庭爭執的來源，多半是夫妻之間的權責沒有講清楚，先生認為自己是一家之主，應該享有最高的權威，但太太又是主管家裡所有事情的人，因此一旦發生爭執，誰也不肯讓誰，甚至一件小小的家務事，也可釀成夫妻成仇的局面。

在家庭中，無論是侍奉雙親、教育兒女等各種大小事，通常都是太太最清楚，做丈夫的不一定明瞭。對於自己不清楚的事作決定，錯誤便難以避免，由太太作決策，才能萬無一失；一旦爭執出現，做先生的如果能想到在家裡要聽太太的，爭吵往往就會煙消雲散，化干戈為玉帛，也不用再為家裡的事情煩惱，每天下班回到家，心情自然放鬆、快樂。

一個負責任的太太，一定會把家裡的事弄得有條有理，讓丈夫回到家裡就有一種溫暖的感覺，所以家庭問題，讓太太處理是最合理不過了！

做丈夫的如果要「自作主張」，小則「愈幫愈忙」，大則會「搞得一塌糊塗」，無法收拾！因此，就執行層面來說，在家裡以太太為尊，是家庭生活幸福的不二法門。

或許有人會誤解，「在家以太太為尊」等於「怕太太」。事實上，「怕」是愛情的惡化，「尊」則是愛的具體表現，也是快樂的起源。換個角度看，「在家以太太為尊」，也是一種「愛」的表現方式。與其把「我愛妳」掛在嘴邊，不如直接付出行動，愛她就是尊重她，家裡的事一切由她來作主，是何等的幸福啊！

我長年以工作為生活重心，日理萬機，很慶幸自己擁有一個賢內助，幫助我打理家裡的一切。

我和我太太呂素琳女士是自由戀愛結婚，當時國共內戰，時局很不安定，我們從南京、廣州到台灣，備嘗艱苦，來台灣後可說「身無長物」。

我太太出身名門，她的祖父是清朝的一品將軍，父親是大地主，和貧苦人家出身的我，截然不同。但她沒有嬌生慣養的大小姐習慣，刻苦耐勞，節儉樸實，一肩挑起家裡的事，全心全意為五個孩子的成長努力付出，如今他們都接受了良好的教育，在工作上也小有成就。而這一切，都要感謝我的太太！

聰明老人幸福十誡

我曾經多次在演講時，與年紀大的長者分享，人生要有正面、樂觀的十個想法，不要經常抱持負面思考、抱怨，會過得更幸福。

這十誡如下：

1. 不要再替成年子女操心，才不會碎碎念。
2. 不要再將成年子女當成未成年來「監護」，以免被人怨。
3. 不必事事都「非知道不可」，尊重已成年子女的隱私權、自主權。
4. 不要再以兒、孫為生活重心，尋找自己的園地，才不致天天望穿秋水。
5. 不要逢人就訴苦，寧可寫作、畫畫、練功、唱歌，以藝術、創作昇華情緒。
6. 不要凡事抱怨，多欣賞、感謝別人為取悅你所做的努力。
7. 不要因孫輩和子女媳婿爭執衝突，這樣只會惡性循環，害了你的孫輩。

8. 不要因病痛而唉唉叫，有病要治病，領了藥要服藥，治不好的要忍耐。

9. 不要疑心病太重，要感激還願意留在你身邊的人，免得最後連他也走了！

10. 要多多親近神，有堅定的信仰，對未來抱著開心、樂觀的態度。

力行這十點，當個聰明的長者，可以為人生帶來莫大的幸福！

不老的人生觀

我有一個朋友，到了六十五歲，從職場中退休。當他突然空閒下來之後，整天沒事做，一天到晚咳聲嘆氣，體力很快就衰退，疾病也跟著不斷出現，人顯得快速蒼老，過沒幾年，就過世了，十分令人惋惜。

一般人對於老人也常有刻板的印象，認為老人家老了，沒什麼用，會成為家庭和社會的負擔。還有另一種人的想法是，如果年紀到了六十五歲還不退休，會妨礙年輕人的出路。這些想法也反應了，當人老了之後，社會對他們的觀感往往就會大打折扣。

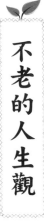

很多人到了六十五歲的退休年齡，還是很有用處，所以我認為現在社會對「老」的觀念，必須要修正一下。

想想，一個人從出社會，到為公司、社會服務了三、四十年，經濟基礎穩固了，經驗豐富，智慧成熟，但目前的法規，六十五歲是退休年齡，很多人到了六十五歲，即使身、心狀況都還處在高峰期，卻面臨了無事可做的命運，是很無奈的事。

因為衛生條件、醫藥環境的進步，現代人的平均壽命愈來愈長，台灣也面臨了高齡化社會的問題；我認為政府應該要認真考慮，依照個人的健康情況來訂定退休時間，而不是依據年齡，例如說，可以將退休年齡往後延。如果身體檢查狀況正常，不妨讓年長者在職場上繼續工作到七十歲，或者七十五歲。

我有幸進入學術界，讓我可以即使過了六十五歲法定退休年齡，仍在學術界從事相關的服務，七十五歲時還創辦了「台灣發展研究院」，管理旗下十幾個研究所，幫助台灣發展優秀的人才。即使今年我已經九十五歲了，每天仍然工作行程滿檔。但很多長者沒有我這麼幸運，可以在退休後繼續發揮專長，因此我希望政府可以成立專案委員會，使銀髮族得到他們應得的服務、照顧，以及大家的鼓勵與支持。讓年長者「各得其所」，提供他們創業和二度就業的機會。

近年來，一些退休的老人被詐騙集團騙錢時有所聞，他們一生的積蓄都付之流水，實在非常可憐，這也是因為很多人退休之後，與社會脈動愈來愈脫節，因而容易被騙。

身為年長者，不可因為自己年紀大了，社會觀念說你老了，就受到嚴重打擊！老不老是由自己的身、心理狀態來決定的，不是由外人說了算。不管活到幾歲，都要讓自己保持身、心狀態良好，快樂的生活每一天，才是正確的人生態度。

有些老人家年紀大了，不感恩自己還很長壽，反而時時刻刻擔心自己隨時會死掉，於是每天板著一張臭臉，讓人難以親近。對於任何人來說，死亡一定會到來的，人人都有面臨死亡的一刻。真正可怕的不是死亡，而是年紀大了，病魔纏身，事事要靠別人照顧，一旦無人照顧時，就變成無依無靠的孤獨老人，成為社會沉重的負擔，應驗了孔子說「老而不死謂之賊」這句話。

我是一個很樂觀的人，我認為：「死前不老謂之神！」只要掌握不老的秘訣，就有神仙般的樂趣，想要在臨終前依然健康快樂，並非天方夜譚，「五會一觀」就是維持身心不老的良方。

要做到「五會」的條件，並不是很容易，必須有另一番內心修養的工夫，它涉及一個人的人生觀，也就是立身處世，特別是如何面對自我的態度。想培養堅定的「不老的人生觀」，就要常常思考：

1. 我要做一個怎樣的人？
2. 我要一個什麼樣的聲譽和形象？
3. 我要一副什麼樣的身體？
4. 我要有什麼樣的心情過日子？

以上四個問題的答案，相信大家都希望是正面的，但是很多人往往做不到。正確的人生觀，必須從自我省察開始，孔子說：「吾日三省吾身。」現代人則要經常「四省吾身」：我今天做了有損自己尊嚴、破壞自己的形象、損壞自己的健康、有損自己心情的事情嗎？

正確的人生觀包括，做一個受人尊敬、形象光明、健康快樂、情緒與慾念有節制能自我管理的人，這四個條件互為因果，譬如形象光明正大必定受人尊敬；同樣地，要受人尊敬必須言行光明磊落。身體健康的人，情緒與慾望也較為節制；用樂觀積極的心情看世界，而且身體力行的人，一定可以保持良好的生理健康；而生理健康、心理正常的人，也不會做出傷天害理的事，自然可以光明正大，受人尊重了！

此外，擁有正確的處世態度：堅持正義感，有充足的愛心，有積極進取的行動，不故步自封，樂天知命，不忮不求，也是保持身心健康的根源。

有次在演講的時候，有位年約四十歲的女性觀眾對我說，比起死亡，她更害怕老，擔心自己的健康情況隨著年紀增長，不斷走下坡。

其實，老是可以避免的，這裡所說的「老」是生理和心理狀態，在醫學發達的今天，由於營養、運動、飲食習慣、保健情況不同，有些二、三十歲的年輕人已有老態龍鍾的身體，有些六、七十歲的老人，生理狀態只有三、四十歲，仍然老當益壯。

陳立夫先生的胞兄陳果夫先生，年輕時曾患了嚴重的肺結核，在那個年代，肺結核等於是今天的癌症，但他的意志和毅力超乎常人，盡力協助掌管國家大事，到了六十歲才去世，可說心理年齡超越了生理年齡的限制，他的精神值得我們效法。

九十歲後，每逢生日，朋友常祝賀我能夠活到百歲、長生不老，我笑說：「好好好，到時再請您喝一杯！」我也常和朋友說自己活到九十五歲，仍然「不知老之已至」。

而當你下定決心去實踐不老的理想，一步一腳印地向不老的健康之路前進，才會真正享受到不老的喜樂。擁有快樂，正是通往長壽的秘訣！

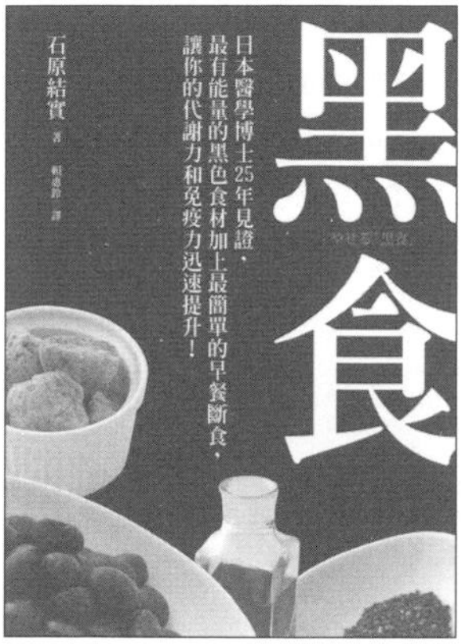

吃得愈黑，身體就愈健康！
2個簡單方法，就能讓你遠離醫生和藥物！

黑食

日本醫學博士25年見證，最有能量的黑色食材加上最簡單的早餐斷食，讓你的代謝力和免疫力迅速提升！

石原結實◎著

日本最知名的養生專家石原結實博士雖然早已年過花甲，卻依舊活力充沛，而且幾乎從不生病！他究竟是如何維持這麼健康的身體呢？石原博士說，其實你只需要這樣做:不要吃早餐！多吃黑色食材！他並針對現代人量身打造容易實踐、效果顯著的「黑食」食譜，讓你從此輕輕鬆鬆地健康、窈窕一輩子！

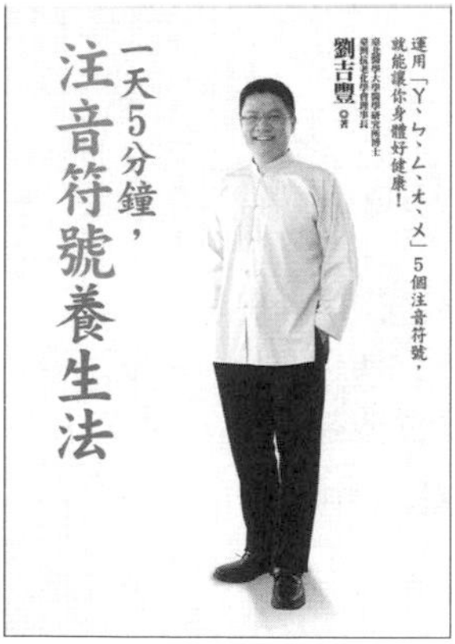

調整身體能量，最自然的居家保健法！不限時間、不限場地、不用花錢，隨時隨地都可以做！

一天5分鐘，注音符號養生法

運用「ㄚ、ㄣ、ㄥ、ㄤ、ㄨ」5個注音符號，就能讓你身體好健康！

劉吉豐◎著

以吃藥或打針來舒緩身體不適的症狀固然有效，卻也容易傷身。一天5分鐘、發出ㄚ、ㄣ、ㄥ、ㄤ、ㄨ的「注音符號養生法」，不但有助於改善失眠、腰痠背痛、青春痘、便秘、過敏、老化……等問題，更可以當作平日的自我保健良方，讓你遠離病痛，告別煩惱！

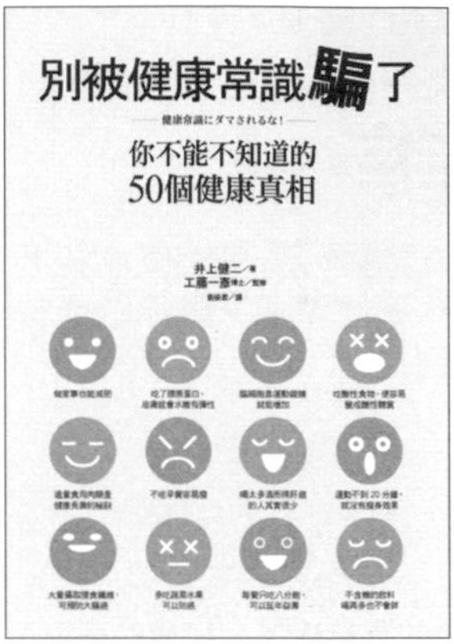

如果你以為所謂的「健康常識」一定是百分之百正確，那就大錯特錯了！

別被健康常識騙了

井上健二◎著

吃了膠原蛋白，皮膚就會水嫩有彈性？吃酸性食物，便容易變成酸性體質？不吃早餐容易瘦？……本書作者從事與健康資訊有關的工作長達二十年之久，採訪過數百名健康專家，以追根究柢的精神，為你解開50個最常見的健康常識的真與假。只有充分了解各種健康常識的真相，維護健康也才能事半功倍！

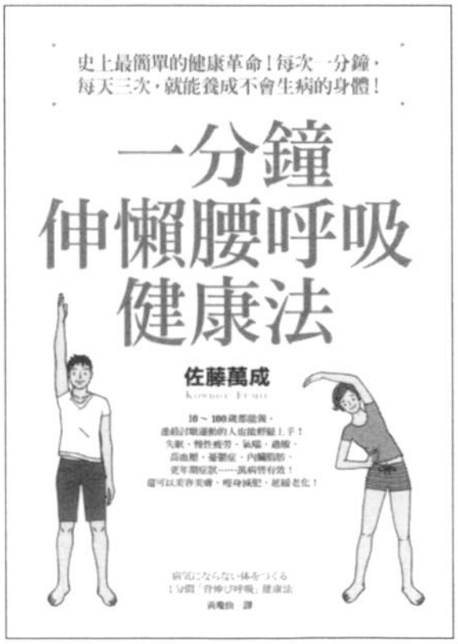

史上最簡單的健康革命！每次一分鐘，每天三次，就能養成不會生病的身體！

一分鐘伸懶腰呼吸健康法

佐藤萬成◎著

失眠、慢性疲勞、氣喘、過敏、高血壓、憂鬱症、內臟脂肪、更年期症狀……萬病皆有效！還可以美容美膚、瘦身減肥、延緩老化！10~100歲都能做，連最討厭運動的人也能輕鬆上手！只要透過簡單動作，就能輕鬆解決自律神經失調，快速提高免疫力和自癒力。從現在開始，你的健康再也沒有藉口了！

國家圖書館出版品預行編目資料

95歲長壽大師的不老秘訣：只要會動、會吃、會管、會鬆、會笑，你也可以不生病，青春永不老！／梅可望著；-- 初版. -- 臺北市：平安, 2012.11
面；公分. --（平安叢書；第400種）（真健康；21）
ISBN 978-957-803-841-7（平裝）

1.健康法 2.長生法

411.1　　101020278

平安叢書第400種
真健康 21

95歲長壽大師的不老秘訣

只要會動、會吃、會管、會鬆、會笑，你也可以不生病，青春永不老！

作　　者—梅可望
發 行 人—平雲
出版發行—平安文化有限公司
台北市敦化北路120巷50號
電話◎02-27168888
郵撥帳號◎18420815號
皇冠出版社(香港)有限公司
香港上環文咸東街50號寶恒商業中心
23樓2301-3室
電話◎2529-1778　傳真◎2527-0904
責任主編—龔橞甄
責任編輯—丁慧瑋
美術設計—王瓊瑤
著作完成日期—2012年7月
初版一刷日期—2012年11月
初版二刷日期—2013年01月
法律顧問—王惠光律師

讀者服務傳真專線◎02-27150507
電腦編號◎524021
ISBN◎978-957-803-841-7
Printed in Taiwan
本書定價◎新台幣280元/港幣93元

內頁圖©dreamstime、Fotolia、Photoxpress